尔维风湿 科普系列

风湿免疫病100问

孙尔维　主编

中山大学出版社
·广州·

版权所有　翻印必究

图书在版编目（CIP）数据

风湿免疫病 100 问／孙尔维主编. —广州：中山大学出版社，2015.12
ISBN 978 - 7 - 306 - 05429 - 6

Ⅰ.①风…　Ⅱ.①孙…　Ⅲ.①风湿性疾病—免疫性疾病—防治—问题解答　Ⅳ.①R593 - 44

中国版本图书馆 CIP 数据核字（2015）第 207650 号

出版人：徐　劲
策划编辑：向　荣　李　文
责任编辑：李　文
封面设计：向　荣　曾　斌
责任校对：曹丽云
责任技编：黄少伟
出版发行：中山大学出版社
电　　话：编辑部 020 - 84111996，84111997，84113349，84110779
　　　　　发行部 020 - 84111998，84111981，84111160
地　　址：广州市新港西路 135 号
邮　　编：510275　　传　真：020 - 84036565
网　　址：http://www.zsup.com.cn　　E-mail：zdcbs@mail.sysu.edu.cn
印 刷 者：广东省农垦总局印刷厂
规　　格：787mm×1092mm　1/16　14.5 印张　236 千字
版次印次：2015 年 12 月第 1 版　2015 年 12 月第 1 次印刷
定　　价：38.00 元

如发现本书因印装质量影响阅读，请与出版社发行部联系调换本书的出版，得到广州市科技计划项目（201507020032）资助。

特此致谢！

《风湿免疫病 100 问》编委会

主编 孙尔维

编者（按姓氏拼音字母排序）

白勇坤	韩姣婵	韩新爱	何　娟
何　懿	黄学婵	接红宇	李　杏
劳小斌	罗贵湖	罗宇维	石星亮
孙尔维	杨小芹	周庆游	庄　坚

主编简介

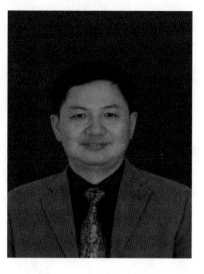

孙尔维，博士、主任医师、教授，博士生导师。南方医科大学第三附属医院风湿免疫科主任，骨内科主任，广东省骨科研究院临床免疫研究所所长。兼任中国免疫学会临床免疫分会副主任委员，广东省药学会风湿免疫用药专家委员会副主任委员，国家自然科学基金评委。临床经验丰富，擅长类风湿关节炎、强直性脊柱炎、痛风、骨关节炎、系统性红斑狼疮、多发性肌炎/皮肌炎、干燥综合征、硬皮病、混合性结缔组织病、白塞氏病等风湿免疫病的治疗，尤其对各种疑难杂症有独到疗法和经验。

先后获第二军医大学学士及硕士学位，华中科技大学博士学位。1987年至2010年在第一军医大学（现南方医科大学）珠江医院从事心肾内科、器官移植工作及临床免疫研究。1996年10月至1997年9月在日本京都府立医科大学做访问学者期间开始进行免疫抑制剂作用机制及免疫耐受研究。2002年9月至2004年8月在美国新泽西州立医科牙科大学做博士后，研究凋亡细胞的免疫调节作用以及在自身免疫性疾病、器官移植以及肿瘤发生中的作用机制。2010年8月起任南方医科大学第三附属医院风湿免疫科主任，2013年3月起任广东省骨科研究院临床免疫研究所所长。近年来，在临床免疫研究领域先后获得包括国家自然科学基金重点项目、面上项目、广东省自然科学基金团队项目、广州市科技计划项目以及"211"工程、"863"、"973"计划课题等20多项研究项目和课题。在国际著名杂志上发表了20余篇论文，在国内核心期刊上发表论文30余篇。在临床免疫方面有很深的造诣，在炎症以及免疫性疾病的发病机制方面有独到的见解，提出了"细胞死亡方式免疫识别"学说，为临床风湿免疫病的治疗指明了新的方向，是国内临床免疫学界具有国际视野、学术水平高、患者口碑好的专家教授之一。

为帮助广大风湿免疫病患者朋友们理解疾病，树立治疗疾病的信心，从而能更好地配合医生的治疗，孙尔维教授一直致力于撰写风湿免疫医学科普文章，发表于个人网站上；并拍摄了《免疫与健康》系列科普视频，配合本书可帮助患者朋友们更直观、全面理解风湿免疫病。

前 言

本书是一本介绍关于风湿免疫病患者该如何就医和怎样保健的科普图书，由南方医科大学第三附属医院风湿免疫科的各位大夫以及实验室技术人员用心思索和仔细推敲后撰写而成。希望这本书能使各位朋友对风湿免疫病有更多的认识，使患有风湿免疫病的朋友感到温馨和贴心，增强战胜疾病的信心，同时在治疗上多一点耐心，在遇到困难时多一点恒心，从而对其就医有所帮助。

为什么要写这本书呢？因为我们在接诊各位患者朋友的时候发现，不少患者朋友对风湿免疫病的认识存在误区。有的患者认为风湿免疫病就是"疼痛"，治疗风湿免疫病就是"止痛"；有的患者不知道长期治疗的重要性，不愿意坚持长期服药，使得病情反反复复；有些患者听信小道消息，盲目到处乱求医，钱花了不少，但病情没好，因而丧失治疗信心。为此，我们选取了临床常见的一些问题，用通俗的语言给各位患者朋友讲解，使大家理解风湿免疫病是怎样形成的，发病和加重的原因是什么，如何治疗才是最佳的选择，在个人保健方面应该注意些什么等等问题。我们力求以最大的努力来帮助患者面对疾病和理解疾病，努力向患者呈现最新的科学进展和治疗方法。

我们这一计划开始于2010年。通过这几年与患者的互相沟通，我们深知必要的医学知识对他们来讲是何等重要。很多人读了我们写的文章，经过正规的治疗，病情大为好转，甚至治愈。很多人将我们写的文章，推荐给家人，推荐给朋友。还有很多人帮助我们进行科普宣传，和我们结下了深厚的友谊。

在诊疗的过程当中，我们发现有一些朋友，上网不是很方便，也有不少患者朋友不太习惯在互联网上阅读，他们很想有一本书在手，可以仔细阅读、慢慢体会；还有一些患者朋友，尤其是老年朋友，他们可能觉得上网或者阅读书籍比较费劲，有些地方不是那么容易懂，他们很希望有人讲解，以便更容易理解。所以，我们一方面将科普文章汇编成册，整理出版，希望大家可以方便购买阅读；另外一方面我们还多方面筹资，拍摄了系列的科普视频，同期进行出版。我们希望这本书或者视频可以作为您的书架上的必备之物，平时阅读或者观看可以增加自己的健康知识，在自己、家人或者朋友身体不舒服的时候，也可以作为就医时参考。

不少子女平时不常与老人家生活在一起，想尽孝心时，可能想到的多是寄些钱、送些烟酒、买些衣服或者抽时间陪他们。但是，我觉得送有关健康科普知识的书更为实用，因为年纪大了，老人最关心的是自己的健康问题。风湿免疫病是老人的常见病，老人家通过阅读本书了解风湿免疫病的知识，平时做好预防工作，一旦患病，也能及时找对医院，找对医生，早日正规治疗。因此，我也希望这本书或者视频可以作为大家孝敬老人家的送礼佳品。

在社会交往中，朋友、同事、领导、亲戚等，可能有不少人有关节痛、关节炎、痛风、骨质疏松或者其他风湿免疫的疑难杂症，送他们一本这样的科普书，也可以为他们排忧解难。

当然，本书不是完美的，缺点和错误也在所难免，我们衷心希望广大读者提出宝贵的意见，使本书不断修订，更加完善。同时，我们也将一如既往地、持续不断地为广大朋友撰写风湿免疫方面的科普文章。如果有什么问题，也可以上孙尔维好大夫个人网站（http://ewsun.haodf.com）和尔维风湿网（http://www.sunerwei.com）向我提问，我一定会及时解答。

最后，非常感谢南方医科大学珠江医院护理部李漓主任护师在本书的撰写及修稿过程中给予的大力支持和宝贵建议。

祝各位身体健康、家庭幸福、万事如意！

南方医科大学第三附属医院
2015 年 8 月 8 日

目 录

一、**总论篇** ·· 001
  （一）基础 ··· 001
    1. 风湿免疫病的科学普及工作任重道远 ······················· 001
    2. 风湿免疫病是怎么回事? ·· 004
    3. 风湿免疫病真的是不治之症吗? ································· 007
    4. 风湿免疫病会遗传吗? ·· 010
    5. 在心理上如何正确面对风湿免疫病? ························ 011
    6. 为何要尽早找风湿免疫科专业医生就诊? ··············· 014
    7. 患者为何怕冷、怕晒、怕感冒、易疲劳呢? ··········· 015
    8. 为何月经来临、流产、生小孩后会诱发或者加重风湿免疫病呢?
··· 019
    9. 儿童也会得风湿免疫病吗? ·· 021
    10. 老是怀不上宝宝为什么要看风湿免疫科? ············ 023
    11. 风湿免疫病不是老年人的专利 ·································· 024
    12. 免疫抑制治疗患者，药物搭配合理吗? ·················· 026
    13. 风湿免疫病患者为何不能吸烟? ······························ 028
  （二）症状 ··· 028
    14. 风湿免疫病主要影响身体的哪些系统? ·················· 029
    15. 长期发热，小心是风湿免疫病在"作怪" ············· 032
    16. 关节痛了，关节发炎了，怎么办呢? ······················ 033
    17. 皮肤出现什么样的皮疹提示风湿免疫病? ············ 037
    18. 遇冷后手指变颜色，需要看风湿免疫科医生吗? · 040
    19. 皮肤越来越硬是怎么回事? 能治好吗? ················ 042
    20. 皮肤、眼睛发黄了，为什么? ··································· 043

21. 皮肤为什么"下雪"了? ... 045
22. 皮肤老是过敏但是又查不到过敏源怎么办? ... 046
23. 为何反复出现口腔溃疡要警惕风湿免疫病呢? ... 048
24. 为何肌肉没有力气了,连走路都困难? ... 049
25. 反复咳嗽有可能是风湿免疫病吗? ... 052
26. 眼睛干了,点点眼药水就行了吗? ... 054
27. 急性眼痛、视力下降与风湿免疫病有关吗? ... 056
28. 为何老是拉肚子要看风湿免疫科? ... 057

(三) 检查 ... 060
29. 为何要反复查血常规、尿常规、肝肾功能? ... 060
30. 为何要查血沉、C反应蛋白? ... 063
31. 一滴血等于一只老母鸡吗? ... 065
32. 超声检查对于诊断风湿免疫病有何意义? ... 066
33. 为何我全身明显不舒服,但是好多医院都查不出病? ... 068
34. 为何医生老是建议查核磁? ... 071

二、专题篇 ... 075

(一) 骨关节炎 ... 075
35. 骨质疏松,关节发软、发炎,怎么办? ... 075
36. 为何风湿免疫病患者要特别注意防止骨质疏松? ... 078
37. 老年人有必要检测维生素D吗? ... 079
38. 骨关节炎患者怎样自我锻炼才能保护好关节呢? ... 082
39. 父母腰痛怎么办? ... 083
40. 老人家为什么容易跌倒?如何防跌倒? ... 085

(二) 类风湿关节炎 ... 088
41. 类风湿关节炎,止痛治疗就可以了吗? ... 088
42. 晨起僵硬,警惕类风湿关节炎 ... 089
43. 类风湿因子阳性就是类风湿关节炎吗? ... 090
44. 如何尽早发现并诊断类风湿关节炎呢? ... 092
45. 类风湿关节炎有哪些特殊的类型呢? ... 093

46. 为什么类风湿关节炎患者应多加强与风湿免疫科医生的沟通？ ……096
47. 为何类风湿关节炎要同时做很多检查项目呢？ …………… 097
48. 透析能去除类风湿因子、治疗类风湿吗？ …………………… 098
49. 类风湿关节炎患者应如何做好个人护理？ …………………… 099

（三）强直性脊柱炎 …………………………………………………… 100
50. 强直性脊柱炎有哪些常见的症状呢？ …………………………… 100
51. 患强直性脊柱炎要做些什么检查呢？ …………………………… 102
52. HLA－B27阳性就会得强直性脊柱炎吗？ ……………………… 102

（四）红斑狼疮 ………………………………………………………… 104
53. 红斑狼疮有哪些表现？ …………………………………………… 104
54. 抗核抗体阳性说明什么？ ………………………………………… 106
55. 什么是抗双链DNA抗体？有何临床意义？ …………………… 108
56. 红斑狼疮应该怎么治？ …………………………………………… 109
57. 红斑狼疮患者为何不能晒太阳呢？ ……………………………… 114
58. 狼疮患者可以拥有一个可爱的宝宝吗？ ………………………… 115
59. 系统性红斑狼疮会不会传染？ …………………………………… 117
60. 系统性红斑狼疮的患者为何不适合染发？ ……………………… 119
61. 未分化结缔组织病与系统性红斑狼疮有何区别？ ……………… 121
62. 红斑狼疮治疗中患者关心的一些问题 …………………………… 123

（五）痛风 ……………………………………………………………… 124
63. 何为痛风的最佳治疗方法？ ……………………………………… 124
64. 为什么痛风患者尿酸降了，关节疼痛反而加重了呢？ ………… 125
65. 为什么说痛风患者关节疼痛反而是"好事"呢？ ……………… 127
66. 痛风患者饮食应注意什么？ ……………………………………… 130

（六）其他风湿免疫病 ………………………………………………… 132
67. 什么是干燥综合征？ ……………………………………………… 132
68. 什么是白塞病？ …………………………………………………… 137
69. 牛皮癣可以治疗好吗？ …………………………………………… 140
70. 肝炎一定是传染病吗？还是免疫病呢？ ………………………… 143
71. 为何甲状腺功能异常要看风湿免疫科的医生呢？ ……………… 143

72. 风湿免疫病会影响神经系统吗？有何症状？ …………………… 146
73. 为何癫痫患者要查一查有没有风湿免疫病呢？ ………………… 149

三、治疗篇 ……………………………………………………………… 152

（一）药物治疗 …………………………………………………… 152

74. 长期、规律地应用免疫抑制剂有那么重要吗？ ………………… 152
75. 为何不能乱用所谓"提高免疫力"的药物或补品呢？ ……… 153
76. 干吗要吃那么长时间的药呀？ …………………………………… 158
77. 为何白细胞容易减少？如何预防和治疗？ ……………………… 159
78. 为何风湿免疫病特别强调个体化治疗？ ………………………… 161
79. 风湿免疫病应该如何选择药物治疗？ …………………………… 163
80. 风湿免疫病患者如何正确选用免疫抑制剂？ …………………… 164
81. 沙利度胺为何曾被禁用？又是如何复活的？ …………………… 166
82. 来氟米特的作用机制是什么？有什么副作用？ ………………… 168
83. 甲氨蝶呤是什么药？如何使用才安全？ ………………………… 169
84. 环磷酰胺的作用机制是什么？为何这个药作用强，副作用
也大呢？ ………………………………………………………… 170
85. 硫唑嘌呤的作用机制是什么？有哪些副作用？ ………………… 172
86. 霉酚酸酯的作用机制是什么？有哪些作用？ …………………… 173
87. 环孢素的作用机制是什么？有哪些副作用？ …………………… 176
88. 掀开羟氯喹的"神秘面纱" …………………………………… 179
89. 为何没有细菌感染也要抗炎治疗？如何选择药物？ …………… 182
90. 如何选用生物制剂？使用生物制剂就能一劳永逸吗？ ………… 184
91. 血浆置换能治疗风湿免疫病吗？要注意哪些问题？ …………… 185

（二）康复治疗 …………………………………………………… 187

92. 风湿免疫病患者如何选择合适的康复治疗？ …………………… 187
93. 关节炎患者如何进行康复治疗？ ………………………………… 189
94. 风湿免疫病患者为何不宜拔火罐？ ……………………………… 194

四、其他 ··· 197

95. 风湿免疫病患者应该如何管理好自己的病历？············· 197
96. 为何要参加临床药物试验？需要注意些什么？············· 198
97. 从健康角度谈"冰桶挑战" ································· 200
98. "好大夫回家"有感 ··· 202
99. 热烈祝贺南医三院新门诊楼落成暨风湿免疫科开诊！········ 209
100. "千万"的感想 ··· 210

一、总论篇

（一）基础

1. 风湿免疫病的科学普及工作任重道远

我曾经是那样的一个医生，自认为对患者是非常认真负责的，例如对自己所负责的患者，即使当了教授仍然坚持每天查房，患者遇到问题，总是想方设法帮助患者解决，以为这就是一位好医生。我曾经奋力拼搏，到国内外学习最先进的临床免疫学知识和技术，然后传授给我的学生们，觉得这就是一位好老师。我曾经努力探索，寻求新的理论和方法，积极寻求国家和省市等各级政府机构的支持，期望解决临床免疫诊治过程中遇到的难题，以为这就是一位好的临床医学科研工作者。但是，最近的经历使我产生了怀疑：我们能否仅仅满足于此？我们还有没有更应该做但是没有去做的事情呢？

是的，确实有一件我们应该做但是还没有做好的事情，那就是风湿免疫病的科普教育！

在临床上，我看到不少患者对风湿免疫病的认识是很模糊的。

有的患者周身关节疼痛多年，自以为或者被当地医院诊断为风湿免疫病，但是他们认为风湿免疫病是"不治之症"，不进行治疗，或者仅仅给予一些临时的消炎止痛治疗，甚至有一些患者自己购买一瓶激素，关节痛了就吃几粒，就像吃糖丸一样。多年以后，骨质破坏、关节畸形、股骨头坏死，严重的需要换关节，甚至卧床不起连吃饭都要人喂！

有的患者发现双手遇冷空气或冷水后疼痛，甚至颜色变白、变紫，并没有引起重视，以为只要用热水泡泡、敷敷就行了，但最后发展成严重的风湿免疫病。有的患者，虽然到风湿免疫的专科医生那里就诊了，也开了药，但是没有坚持吃药，药物吃完了也不跟医生联系或就诊，不继续服药和根据病情调整药物，这样治疗断断续续，症状好好坏坏，最后越来越严重，出现关节畸形甚至丧失了劳动力。

有的患者已出现风湿免疫病的症状或者被当地医院诊断为风湿免疫病，但是他们不愿意做长期艰苦的努力，而是希望疾病马上就好。他们往往费心费力地寻找最好的医院、最好的医生、最好的药物，希望到了那间医院、找到那位医生、吃了那副药，病马上就好，不再有痛苦了，陷入找医院、找医生，又换医院、换医生的循环。有的患者对身边非常好的医疗机构不好好利用，而是舍近求远去挤极少数医院，但是这些医院病人太多，医生精力有限，很多人由于辗转、排队、费用、随访不便等等原因，而耽误了病情。

……

为什么患者甚至一些医疗机构对风湿免疫病有如此多的误解？这里面有几方面的原因。首先，风湿免疫学科年轻，且发展很快，新知识的产生到普及有一个自然的过程，而且对于一些风湿免疫病，原先已经形成了一些错误的认识，要纠正起来相当困难。其次，我们在医学普及教育上做得不够，很多新的知识并没有及时地让相关学科的医生和患者掌握。现在只有在一些大城市的大医院才有风湿免疫科，而很多中小城市尤其是县级医院以下的中小医院还没有专业的风湿免疫科，因此这类患者往往由其他科的医生诊治，专业性还不够强。最后，我们在医学教育方式上没有及时创新。所以我们应努力消除患者及相关学科的医生对风湿免疫病的误解，使患者能够正视疾病、增强战胜疾病的信心，充分利用医疗资源，更好地诊治疾病。现在是网络时代，如何利用网络，使患者能够充分享受到现代医学的发展成果，从而达到早诊断、早治疗、早康复的目的，防止出现关节畸形和器官功能的不可逆损害，是我们的责任。

因此，大到医疗机构、学术组织，小到每一位医生，都不能仅仅靠医生坐在诊室或者忙碌在病房里，等患者上门求医，然后才利用自己的知识和技术服务患者。而是应该走出去，尽可能将现代医学的最新成果介绍给广大患者，使他们及早了解最新知识，不再迷惘；其实，利用现代网络，如一些医学相关的网站等进行宣传也是我们每个医生所能做到的事情，而且这样做辐射面很广，效果也很好。

我们应该让患者知道，传统意义上的风湿病其实是一种免疫病，因而现在称为风湿免疫病。

我们应该让患者知道，风湿免疫病不是"不治之症"，而是有很好的治疗方法，只要治疗得法，很多患者都可以康复。

我们应该让患者知道，风湿免疫病的诊治方法已经为很多风湿免疫的专科医生所掌握，患者在其附近就可能找到很好的医院和医生。

我们应该让患者知道，风湿免疫病虽然有治疗方法，但是需要一个诊治、调整、观察、巩固的过程，需要医生和患者双方都付出艰苦的努力。

我们要让患者知道，当您要求医生是一个好医生的时候，其实自己也需要做一个好患者，对于任何的医学文件、影像资料、诊疗记录都要妥善保管，随时提供。

我们应该有一种方法，让附近医疗资源欠缺的患者坐在家里也可以诊病。

……

这就是我们写这本书的初衷。

打开这本书，您将发现很多风湿免疫病的症状是非常常见的，它可能发生在您的身上，也可能发生在您的亲人或者朋友的身上。如果出现了风湿免疫病的可疑症状，能及早到正规的医院诊疗，或者知道现在已经有好的方法可以治疗，很多患者就可以在疾病的早期就治好了，就不会有那么多痛苦了。

打开这本书，您将发现风湿免疫病不是那么难治，不一定需要昂贵的药物，或者高精尖的设备，而是通过吃一些药、打一些针就可以治好的。

打开这本书，您将发现有关风湿免疫病的最新研究成果不是那么遥不可及，不是那么晦涩难懂，而是可以信手拈来，通俗易懂。她就像一位朋友拉家常一样，不紧不慢地向您娓娓道来。

打开这本书，您将发现，孙尔维大夫不是那么难找，您只要上尔维风湿网、中国健康视频网、好大夫网站注册一下，有什么问题在尔维风湿网好大夫网站上给孙大夫提出来，孙大夫很快就会亲自回答您，在医学上为您答疑解惑，排忧解难。

打开这本书，您将有很多其他意想不到的收获。

2. 风湿免疫病是怎么回事？

在大自然和人体内有许多很小很小的生物，它们小到我们的肉眼看不见，往往要在显微镜下放大几千倍才能够发现，这些细小的生物在医学上被称为微生物，像细菌、病毒、霉菌等均属于微生物。而细胞是人体内最小的功能单位，它们分工很复杂，不同的细胞其样子和作用都不相同，人体几乎所有的器官都是由不同的细胞组成的。细胞也很小，也需要显微镜才能观察到，但一般来说比细菌、病毒要大得多。有些微生物，一有机会就侵入人的身体，把人体内的细胞当成它们的家，把细胞内的糖、脂肪、蛋白质等物质作为它们的食物。但是在它们"饱餐"的时候，它们的行为会损害我们的细胞，使细胞遭到破坏，甚至死亡，医学上称为"细胞坏死"。细胞坏死达到一定的数量就会使人发烧、生病，严重时还会致人死亡。如何对付这些很小很小、令人生畏的微生物呢？通过长期的进化，在我们人体内产生了一个非常复杂的系统叫做免疫系统，专门用来对付这些微生物。免疫系统主要由一群非常专业的细胞——免疫细胞所组成，这些细胞常常聚集在一起，形成所谓的淋巴结、胸腺、脾脏等免疫器官，而这些免疫器官又通过一些专门的管子即血管或者淋巴管连接起来。免疫细胞只有在这些免疫器官中，功能才能充分发挥出来，同时通过这些血管和淋巴管，免疫细胞会在全身的各个组织中不断"跑来跑去"，便于调动和集中优势兵力，"打击"感染的细菌或者病毒等微生物。由于细菌、病毒、霉菌等微生物也是千差万别，有些办法可能对一类细菌非常有效，但是对另外一类细菌可能一点作用也没有。因此，免疫细胞的分工也非常细致，有一些细胞平时专门在有害微生物经常出没的地方埋伏，负责"抓坏蛋"。它们会分析不同"坏蛋"的特征，然后通过淋巴管迅速转移到淋巴结内或者通过血液转移到脾脏内，将"分析结果"提交给另外一群细胞，由后者制造出专门杀伤细菌或病毒的细胞和分子。最后，这些有很强杀伤力的细胞和分子会专门跑到"坏蛋"出没的部位，将这些有害的微生物杀死，人就恢复了健康。

　　免疫系统的功能是非常非常强大的，它有效地保护着我们的健康。免疫系统还有一个重要的特点，就是具有很强的记忆功能，一旦感染过某种细菌或者病毒等微生物，免疫系统就会将其特征记下来，并保存好。下次感染同一细菌或病毒时，免疫系统就不需要再通过"捕捉"、"分析"这些过程，而是直接启动其"记忆库"内的细胞，迅速产生杀伤细胞和杀伤分子，这样大大提高了速度和效率。现代医学的研究不但使人们了解了这一过程，而且能够有效地加以利用，比如疫苗的生产就是一大奇迹。科学家们先将细菌或病毒杀死，或者将它们的毒力去掉，然后通过人为的方法让它们侵入人体，免疫细胞就会记住这些细菌或者病毒的特征，当真正的细菌或病毒感染时，身体的免疫系统这时就有了充分的准备，可以快速杀灭这些细菌和病毒，而使人体不生病。如接种过麻疹、百日咳、破伤风等疫苗，就可以防止这类细菌的感染了。也正是因为有了甲流疫苗，我们对这种可怕的传染病不再那么害怕了。2003年SARS来袭时，为何大家都很怕呢？主要是因为这种病以前没有过，人们的身体里面没有记忆细胞，没有办法快速杀灭SARS病毒。

　　虽然免疫系统的功能强大，但在杀灭有害细菌或病毒时身体也付出了高昂的代价。因为有害微生物侵入人体细胞后会使得健康的细胞坏死，细胞内的一些物质会被释放出来，免疫细胞在捕捉"坏蛋"的同时，不小心将自己健康细胞内有用的东西也一起捕捉了，免疫系统就会"不分青红皂白"地将自己的细胞和有害的微生物一起杀死。有些细菌会长出一些和我们正常的细胞一样或类似的东西，这时免疫系统也不能细致地将两者区分。这样免疫系统时不时地就会产生一些细胞，它们会杀死人体健康的细胞，而使人们生病，在医学上叫做风湿免疫病，或者自身免疫病。还有一类疾病被称为过敏性疾病，其实也是我们的免疫系统异常导致的疾病。这是因为，在自然界中，有些物质如花粉、油漆、食物、螨虫等，都可以成为过敏源。这些东西对于正常人是没有什么问题的，但是为何有些人会过敏呢，这也与免疫系统有关。因为，有些人体内的免疫系统对于这些物质的反应过度了，免疫系统认为这些物质对我们人体是有害的，因此就采取措施稀释或者排除这些物质；如果这种反应严重了，就会对我们的人体产生损害，从而导致过敏性疾病。不过这类疾病虽然也是由免疫系统的反应所导致的，但是它不针对自己的细胞或者分子，而是针对外界的物质。这也是有些专家或者专业的书籍并没有将过敏性疾病归结为风湿免疫病或者自身免疫病的原因。但是，从本质上来说，这类疾病也是由于免疫系统的攻击引起的，而且在免疫系统发动攻击的过程中，会引起一些炎症反应、产生免疫复合物等等，这些状况对身体的伤害也与自身免疫病类似。因此，我们认为，这类疾病也应该归结为自身免疫或者风湿免疫病的范畴，因为从治疗上来说，过敏性疾病与风湿免疫病有很多相似之处。事实上，国外或我国香港及台湾地区的很多医疗机构都将风湿免疫病和过敏性疾病归结为自身免疫病的范畴，由一个学科统一诊断和治疗。

风湿免疫病是人体内的一大类疾病，它会损害全身各个组织和系统，表现也各种各样，有发烧、关节肿痛、口腔溃疡、皮肤出疹子或溃疡、肚子痛、贫血、出血、血尿、蛋白尿，甚至胸闷、憋气、头痛等，可以说"从头到脚"任何一个部位的症状都有可能是由风湿免疫病所引起，因此患者往往会先到医院骨科、消化科、肾科、血液科、内分泌科或呼吸科等就诊就不足为怪了。实际上，现代医学对这类疾病已经有了很深刻的认识，即认为它们是由于人体的免疫系统异常激活，产生了针对自己健康细胞的免疫细胞和免疫分子。因为这些免疫细胞和分子在人体内"走来走去"，一会儿损害这个器官，一会儿又损害那个器官，所以出现各式各样的临床表现就不奇怪了。科学家们发现，只要能够控制免疫系统的杀伤细胞和杀伤分子的产生，就可以减轻甚至治愈风湿免疫病，因此全世界很多医生和科学家在专门研究如何人为地控制免疫系统，从而防止或治疗风湿免疫病。现在很多检查方法和药物已经开发出来了，并且很多医院成立了或正在成立专门的科室治疗风湿免疫病，这些科室一般称为风湿免疫科，对风湿免疫病的诊断和治疗的成功率在90%以上。实际上，风湿免疫病的发病率很高，所涉及的疾病种类达几百种，人群中大约10%的人患有各种各样的风湿免疫病，但遗憾的是由于患者对这些疾病尚不了解，往往首先就诊于其他科室，尤其在一些条件比较差的医院，更可能耽误病情、延误治疗。因此建议患者出现上述症状时，及早到风湿免疫科就诊，看看是不是患有风湿免疫病。

3. 风湿免疫病真的是不治之症吗？

不少风湿免疫病的患者，很难坚持长期用药。在门诊时对每一例患者，我们都要苦口婆心地给他们解释，什么是风湿免疫病，为何风湿免疫病需要长期服药。但是，仍然有不少患者对长期服药的重要性认识不足，只要疼痛一消失，症状一好转，就不来就诊了，或者自己减药，或者自己停药，以致疾病复发、加重，甚至变得难以治疗。有些患者辗转很多医院，被认为是得了"不治之症"，丧失治疗信心，有些患者甚至不治疗。看到这些状况，真是心痛不已。

类似的患者实在是太多了，可以说是不胜枚举。您仔细想想，自己有没有类似的情况呢？是不是吃药的时间一长了，就不是那么在意了：有时是忘了吃药；有时是药吃完了，忘了到医院开药；有时是自己觉得关节不痛了，不发烧了，白细胞、血小板升上去了，尿蛋白降了，觉得舒服了，就认为不需要吃药了，不需要到医院就诊了，于是就自己把药停了。还有的患者在不同的医院和医生之间来回折腾，但是病情也老是反复。

我把风湿免疫病的治疗过程主要分为两类。第一类是"治疗不当型"（见图1.1.1A）。这类患者往往起病的时候不是很重，只是有点关节痛、肌肉痛，少数部位皮疹，或者是反复发热等等，到医院检查，异常的指标也不是很多。很多患者在一些诊所或者小医院的非风湿免疫专科治疗，吃一些消炎止痛药后"好了"，即关节不痛了，或者其他症状消失了，患者也就不在意了，药也不吃了。其实疾病并没有好，只是用消炎止痛药控制了症状，一旦有其他诱因，如受凉、劳累，尤其是长期不睡觉地加班，暴晒太阳等，就很容易诱发疾病了。疾病复发的时候很可能比初始的时候症状更重，医生可能会加大药物控制症状。而且不少患者反复发作的时候，还是仅仅满足于止痛治疗，只要不痛了，没有什么症状了，就又不吃药了。如此反复的话，发作就会越来越频繁，受累的器官越来越多，病情就会越来越重，医生不得不用很大剂量的药物才能控制病情，但是药物的副作用随之增加，医生往往不得不在药物的效果与副作用之间反复权衡。治疗效果会越来越差，最后真成为不治之症了。说实话，在临床看到不少这样的患者，我们觉得非常痛心。

第二类是"正确治疗型"（见图 1.1.1B）。风湿免疫病起病后，不管症状是轻还是重，根据我们现在的医疗水平，90% 以上的患者医生都是有办法控制其病情的。关键是，控制病情后一定要按照医生的指示按时服药，不擅自减药或者停药。有些朋友担心副作用，因为"看到说明书上写了好多副作用，我好怕"。其实不必那么担心，虽然俗话说"是药三分毒"，但是只要是在专科医生的指导下服用，定期复查，副作用是没有什么可怕的。其实，真正可怕的是那些副作用没有写明的药物，患者朋友误以为就没有副作用，长期服用伤肝伤肾还不自知。有不少中药，在药盒上只有"功能和主治"信息，却没有写明副作用。因此患者朋友就误认为没有副作用，有些医生也是这样向患者宣传的："中药没有副作用，西药副作用大"。其实，世界上的药物只要能够治病，就一定有副作用，只不过不少中药的副作用研究得少，还不知道罢了。西药的副作用是经过大规模的临床研究总结出的经验，如果出现了副作用，即使临床上出现的概率很小，也要写上，而且上市之前和上市之后都有严格的药物临床试验。所以这些药物的副作用是可控的。相反，如果对药物的副作用一无所知，甚至误以为没有副作用，不能及时告知患者定期检查，那才是最危险的。我们就遇到过这样的患者，在外院用了几个星期的中药，导致肝功能损害，转氨酶升到 1000 多，住院几个星期才治好。实际上，要说到副作用，我们每天吃的饭，副作用也是很大的。由于饮食不当，有多少人得了糖尿病、高血压、高血脂、痛风等疾病呢！所以，对于临床用的药物，只要按照专科医生的意见正确治疗，定期复查，及时调整，药物的副作用是不可怕的。同时，如果能够按照专科医生的指示按时服药，持之以恒，即使有什么诱因导致疾病的再次复发，由于有药物的控制，病情也不会太重，医生也容易控制。渐渐地，由于药物的长期控制作用，疾病的症状慢慢消失，没有器官受累或者受累程度小，药物剂量减少了，副作用就降低了，就可以恢复正常人的生活了。

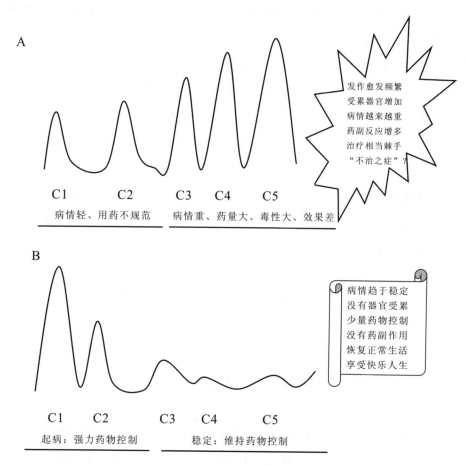

图 1.1.1　风湿免疫病的治疗规律

上图可以说是我多年治病的体会，我每天门诊的时候老是给患者朋友画这两张图，希望大家能直观了解、深刻认识，并严格执行（也请注意保护我的原创呵）。当然我们医生也要做一些努力，以便更好地帮助患者。因为很多医生实在太忙了,他们往往有看不完的患者,只是注重治疗眼前的患者,至于患者出院后或者离开门诊后病情发展如何,是不是按时服药,什么时候该来复诊,就无暇顾及了。

为了帮助患者朋友,我们在门诊专门配备了一台电脑收集患者的资料。因此,到我们这里就诊过的朋友,每次就诊记录、化验记录、用药记录都会在我们的电脑里存着,您下次来就诊时就可以方便地看到您以前就诊的情况。即使您忘了带病历,我们也可以方便地为您看病了;即使您在外地,想要我们这里门诊就诊的资料也可以,只要给一个E-mail,就可以寄给您了。当然,病历是患者朋友的重要资料,大家还是要妥善保管,每次就诊时都带来。

希望大家能够看一看自己属于哪种情况,是不是有自己擅自停药的情况,有没有风湿免疫专科医生长期跟踪,是不是病情越来越重,是不是病情可控、越来越好。

温馨提示:风湿免疫病由于临床表现比较复杂,治疗不是那么容易,医生需要仔细解释才能使患者理解和配合治疗,所以有时门诊需要比较长的时间。因此,希望大家来门诊前尽量预约时间、早点挂号,就诊时也需要一些耐心等待。

4. 风湿免疫病会遗传吗?

爸爸、妈妈得了风湿免疫病,会遗传给孩子吗?在风湿免疫科门诊,经常有患者问到这个问题。随着风湿免疫病患者的年轻化,相信越来越多的患者及其家属希望得到这个问题的答案。

大家知道,遗传靠的是细胞里面的基因,也叫DNA。大家所熟知的"亲子鉴定",就是看看儿子或者女儿是不是爹妈亲生的,靠什么来鉴定呢?就是检查这个DNA。那么风湿免疫病会遗传吗?那要看风湿免疫病有没有与遗传相关的基因。就拿最常见的类风湿关节炎来说吧。类风湿关节炎患者中不少人有一种共同的遗传基因,尤其是严重的患者,这说明类风湿关节炎和这种基因有关。但是,并不是所有带有这种基因的人都会患类风湿关节炎。兄弟姐妹中有这些共同基因，但同时患类风湿关节炎的机会还是很低的；即使是同卵双胞胎，同时患类风湿关节炎的机会也仅为十万分之一左右。其他的风湿免疫病也有类似的情况。这样看来，风湿免疫病虽然具有共同的遗传基因，但是遗传给下一代的机会并不大。

这是不是说风湿免疫病不会遗传？也不尽然。其实，许多科学家已经发现在风湿免疫病患者家庭中，该病的发病率比一般人高，也就是说风湿免疫病患者的亲属与普通人相比，患风湿免疫病的可能性更大。另外，风湿免疫病同卵双胞胎和同胞兄弟姐妹中同时患有风湿免疫病的情况也明显高于普通人。一篇关于移民的流行病学调查发现，生活在英国的巴基斯坦后裔，其风湿免疫病发病率高于巴基斯坦本土发病率，但低于英国本民族发病率。看来，我们不能把风湿免疫病明确称之为遗传病，但是它的发病可能与遗传因素有关。

综上可知，风湿免疫病基因等遗传因素让患者亲属或者后代更容易受到环境的影响而诱发风湿免疫病，也就是说，风湿免疫病患者的后代更容易患这类疾病。但是，对于每一个个体来讲，风湿免疫病的发生也是多种因素共同作用的结果，即使携带易感基因也不一定发病。

看到这里，相信您对于风湿免疫病与遗传的关系有一个比较清晰的认识了吧！如果您患上了类风湿关节炎或者其他风湿免疫性疾病，您的孩子得病的概率比其他人稍高一些，但不是说就一定会得这种病。只要对您的孩子仔细观察，出现可疑情况及时到风湿免疫科就诊，就可以将这些病消灭在萌芽之中。

5. 在心理上如何正确面对风湿免疫病？

临床上常听风湿免疫病患者家属抱怨说，亲人生病后常为一点小事发脾气，嫌这嫌那，特别不好侍候。殊不知这并不能责怪患者，而是患了风湿免疫病这样的慢性病后，患者在心理上会发生一系列变化，出现许多容易被人误解的心理困扰。风湿免疫病患者会出现哪些心理健康问题呢？

（1）风湿免疫病患者主要有哪些心理问题呢？

· 焦虑、抑郁。如同高血压、冠心病、糖尿病一样，风湿免疫病也属于常见的慢性疾病，有些患者甚至需要终身用药治疗，而且由于慢性病发病机制复杂，病情易反复，导致患者住院次数增加，生活能力下降，因此容易导致患者出现焦虑、抑郁等心理症状，有时表现为烦躁、忧虑，有时表现为闷闷不乐、压抑郁闷等。

·经济负担。众所周知，风湿免疫性疾病常用药物，如免疫抑制剂、生物制剂等一般较其他慢性疾病用药昂贵，且需要大量的经济投入，患者病情反复带来多次住院及常年服药；许多常见的风湿免疫病患者如类风湿关节炎、骨关节炎患者为老年人，他们中不少人已经退休，工资不高，没有可靠的经济来源，因此治疗费用就成了他们的一项经济负担。

·灰心丧气。由于风湿性疾病症状多种多样，所涉及的机制也较复杂，而且风湿免疫病患者往往缺乏对其疾病的正确认识，常常病急乱投医，这样的结果导致病情进一步发展。临床上常见一些风湿免疫病患者，因为对疾病的认知不足，并未意识到自己所患的其实是风湿免疫性疾病，常跑到其他科室就诊，即所谓"头痛医头，脚痛医脚"。皮肤出现问题就去皮肤科，关节痛就跑去骨科，口腔溃疡就跑去口腔科，几次下来，病情未见好转反而加重，重要的是到风湿免疫科来就诊时对疾病恢复已经失去信心。

（2）如何从心理上正确对待风湿免疫病呢？

风湿免疫病患者如果有上述心理问题，对疾病的恢复非常不利，因此，作为患者首先应该从心理上正确对待风湿免疫病，克服疾病所带来的心理困扰。那么如何解决风湿免疫病患者的心理问题呢？

·解放思想，实事求是。风湿免疫病患者要克服心理问题，首先得从思想上入手，接受自己已经患病的现实。"抗战"期间，王观澜同志因为长期遭受胃溃疡困扰，非常痛苦，毛泽东主席安慰他说"既来之，则安之"。对付风湿免疫病也需要有这种"既来之，则安之"的心态。既然已经生病了，就要接受现实，正视它，配合医生积极治疗、休养，而不是一味地意志消沉、逃避病情。只有正视疾病才能阻止其进一步发展。

·知己知彼，百战百胜。如前所说，风湿免疫病患者往往对自己所患疾病认知不足，很多甚至不知道自己患的是风湿免疫病；由于风湿免疫病症状常表现不一，同一个疾病，有些人症状比较单一，而有些人症状较复杂。因此风湿免疫病患者要深入了解病情的关键以及发病的机制，了解自己所患疾病的根源，在治疗过程中积极配合医护人员，与医生多交流，主动去了解疾病，掌握疾病的规律，这样既可以避免治疗走弯路而耽误治疗时间，从而提高治疗效果，也可以减少医疗费用，何乐而不为呢。

• 心无旁骛，坚持到底。临床上有些风湿免疫病患者刚得病时，希望一剂药物就能解决所有问题，急于求成；有些患者刚开始治疗一段时间，觉得症状缓解了，就认为病好了，不和医生商量自行停药；有些患者治疗了一段时间后，觉得效果不明显，就跑到其他科室或者其他医院进行治疗。这样做的结果往往是事与愿违。患者需要了解风湿免疫病属慢性病，常用药物一般都需要服用3个月或以上才会开始出现症状缓解，且治疗一般需要持续1年以上才可能达到完全缓解，即便完全缓解，也需小剂量持续用药维持；并不是1天或者1周就可以治好。因此，风湿免疫病治疗往往需要患者有足够的耐心和韧性，心无旁骛，坚持到底。而不能治治停停，三天打鱼，两天晒网，这样反而耽误病情。

• 善于疗养，注重休息。除了住院服药外，风湿免疫病患者日常生活中要注意疗养，平时饮食、起居、运动要有规律，尤其要注重休息。饮食方面，风湿免疫病患者应多吃易于消化且又富含营养的食品，尽量避免寒凉食品和冷饮，尽量避免辛辣和肥腻食品；起居方面，风湿免疫病患者居住房屋应通风、向阳，被褥要干燥、轻暖，切忌在风口处睡卧，平时洗漱要用温水，常泡脚促进下肢血液循环，避免受风，注重保暖；运动方面，风湿免疫病患者平时要多进行功能锻炼，目的是通过活动关节避免关节僵直、肌肉萎缩，同时也可促进血液循环，但运动不可过度，否则适得其反。此外，风湿免疫病患者要注重休息，切忌劳累、熬夜，过劳会明显加重病情。

6. 为何要尽早找风湿免疫科专业医生就诊?

风湿免疫病俗称"风湿病",属于自身免疫病的范畴。目前确定的风湿免疫病至少有几百种,常见的有类风湿关节炎、强直性脊柱炎、系统性红斑狼疮、干燥综合征、白塞氏病等,这类疾病是常见病、多发病,也有很多人认为是疑难病。实际上,随着医学科学技术的发展,这类免疫病已经有药可医,不必闻"狼"(红斑狼疮)色变,大部分风湿免疫病经过正规治疗,定期复查,通过紧密的医患配合,一定可以达到让患者健康长寿、恢复工作能力的目的。风湿免疫病是一种慢性病,它是由免疫系统的紊乱所造成的。免疫系统分布在全身的各个系统和各个部位,因此这一类疾病的临床表现非常复杂,几乎所有的临床症状均可能出现。如头痛、骨痛、关节痛、肌肉痛;口干、眼干、眼炎;腹痛、腹泻、便血;血尿、蛋白尿、管型尿;咳嗽、咳痰、胸闷、气急;各种各样的皮疹、皮肤黏膜溃疡、糜烂、出血、紫癜;关节僵直、畸形;等等。人们往往会根据起病时最早出现的症状去找医生,因此最早诊治这类疾病的医生往往是骨科、呼吸科、消化科、肾科、血液科以及中医科等科室的医生。根据最近一项调查,这类患者最多去就诊的是骨科,大约占到40%,而到风湿免疫科就诊的只有30%,到其他科室就诊的占30%。

虽然这类疾病的临床表现如此复杂,但都有一个共同的表现,就是免疫系统异常活化。上述各种各样的临床症状只是免疫系统活化后损害某个局部器官的表现罢了。由于其病因是免疫系统异常,因此尽早到专业的科室就诊,最容易做到早诊断、早治疗,从而实现早康复。风湿免疫科正是治疗免疫系统异常活化所导致疾病的专门学科。由于以前医学上对免疫性疾病的认识不足,很多医院没有成立风湿免疫科,患者也就难以寻找到相应的专科医生进行治疗。据中华医学会风湿病学分会资料,2000年以前,全国仅有几百名风湿免疫病专科医生。随着医学科学技术的迅猛发展,人们对风湿免疫病的认识也越来越清楚、越来越细致,相关的检查项目层出不穷,因此全国风湿免疫科的专科医生也迅速增加,近几年大约增加了10倍,现在已经有5000~6000名专科医生了。风湿免疫相关检查主要是抽血做实验，可以分析细胞的功能、检查基因、测定分子的表达，等等。这些方法的应用大大提高了风湿免疫病患者早期诊断率和治愈率，使得广大的风湿免疫病患者能够尽早得到正确的诊断和及时有效的治疗。

对于出现上述症状的患者，应该考虑一下尽早到风湿免疫科就诊，尤其是经过一段时间治疗诊断仍然不清楚，或者疗效不好的患者。

温馨提示：由于免疫系统的攻击是多方面的，因此风湿免疫病的表现比较复杂。根据我的个人经验，如果您全身有什么地方不舒服，在正规医院就诊2个月以上还没有找到原因和解决办法，可以考虑看一下风湿免疫科。

7. 患者为何怕冷、怕晒、怕感冒、易疲劳呢？

风湿免疫病又叫自身免疫病，由于身体内的免疫系统出现了异常，从而引发了一系列疾病。由于诱导疾病的部位、程度、诱因等不同，而表现为不同的疾病。虽然这些病的临床表现千差万别，但是有一个共同的特点，即患者往往会怕冷、怕晒、怕感冒、易疲劳，这是为什么呢？

这一点如果用孙尔维教授和时玉舫教授提出的"细胞死亡方式免疫识别学说"就好解释了。广大患者朋友在理解了这一点后，就更容易保护自己，使自己的细胞和组织免遭自己免疫系统的攻击，也就不会轻易患上风湿免疫病，即使患了风湿免疫病也更容易控制。这个理论的核心是：我们身体内的细胞分为三种。一种是活细胞，它们每天辛勤地劳动、工作，为我们健康的身体默默奉献。其余两种细胞都是"死亡细胞"，但是两种细胞的死亡方式有所不同，一种称为"凋亡"（apoptosis），另一种称为"坏死"（necrosis）。在细胞凋亡的时候，不会启动身体的免疫系统，因此也不会产生一些细胞或者抗体来攻击自己，就不会产生风湿免疫病。

为何凋亡细胞不会引起风湿免疫病呢？原来活细胞在工作的时候很容易出现老化和损伤，就像汽车的车轮，使用久了就会老化一样。这些老化的细胞必须被清除掉，以更换新的细胞，才能更好地工作。因此，这些老化的细胞会自己"死掉",不过它们的死亡方式有些特别,它们采取的是一种事先安排好的、有严格程序的死亡方式。而且这些细胞在死亡的时候,身体会对其"尸体"小心处理,不让细胞里的物质释放出来,以免污染健康细胞的环境,引起炎症反应。这种情况下,就不会启动身体内的免疫系统,甚至还产生一种免疫细胞(专业上称为调节性T细胞)来进一步控制好免疫系统,使得它不那么容易地就活化和攻击我们自己的组织。

但是,"天有不测风云",身体经常会遭到细菌、病毒等细小微生物的感染,我们也会不时受伤或者受到太阳的强烈照射,这时细胞就会出现突然死亡的情况,就像遭遇"车祸"一样。这时候,体内来不及启动死亡程序,细胞就死掉了,细胞的这种死亡方式称为坏死。这时身体无法及时对细胞的"尸体"进行处理,细胞的内容物散发得到处都是。而科学家们已经发现,这些坏死细胞的内容物可以很强烈地激活我们的免疫系统,有可能诱发风湿免疫病。

除此之外,还有一个因素很重要,就是无论细胞是凋亡还是坏死,身体都必须尽快将它们清除掉才好。对坏死细胞进行快速清除,可以防止它们继续"捣乱",引起炎症反应和风湿免疫病。而凋亡细胞如果清除不及时,就会变成坏死细胞,然后引起炎症和免疫反应,诱发风湿免疫病。

了解了细胞死亡与免疫系统活化的关系后,就不难理解很多风湿免疫病的症状,从而能够在平常的生活中做好预防了。

为什么风湿免疫患者多怕冷,而且多发生在关节,尤其是双手的关节呢?因为我们的身体为了保证关节的灵活,很多关节几乎都是"皮包骨头",关节内没有血管,没有脂肪,没有肌肉,保温性能差,因此外界的寒冷很容易传导到关节内,损伤关节内的细胞。这些细胞一旦出现损伤甚至是坏死的情况,就有可能激活免疫系统,产生针对自身的抗体或者是细胞,从而引起风湿免疫病,如类风湿关节炎等。若反复受寒,就可能反复加重病情,即使吃药也不容易控制。因此,大家平时一定要注意防寒保暖,尤其是地处北方的患者朋友,在冬天出门时一定要戴厚的手套,不要浸泡凉水;洗碗最好用热水,如果没有热水，就要戴棉手套后再戴一个橡胶手套，这样可以防止关节炎的发生。有强直性脊柱炎的患者一定要穿好大衣，不要让屁股冷着，睡觉垫一个电热毯，对缓解病情有帮助。在夏天，有些人贪图凉快，长时间坐在地上，甚至有些人弄一张凉席，往地上一铺，就呼呼大睡了。殊不知，这样就有可能使脊柱关节、骶髂关节（也就是我们坐在地上时离地最近的关节）受凉了，容易诱发强直性脊柱炎。总之，自己多注意保暖，就有利于预防疾病和促进疾病的康复。

为什么有些风湿免疫病患者怕感冒呢？因为感冒一方面是身体受凉，另一方面是由于身体受凉引起病毒感染，导致细胞坏死。由于感染引起细胞坏死，自然会激活免疫系统，诱发自身免疫性疾病。这一点在其他感染时也是如此，如反复的胃肠道、泌尿道感染均容易诱发风湿免疫病（医学上称为反应性关节炎）。因此，大家一定要防止感冒以及其他感染，一旦出现感染，要及早控制，以减少细胞坏死，减少免疫系统的激活，从而有利于疾病的控制。

为什么有些人怕晒太阳呢？这是因为在太阳中有一种射线叫做"紫外线"，它会损伤人的细胞，轻则引起皮肤细胞的凋亡，重则直接引起细胞坏死。而狼疮患者身体内清除系统的功能大大降低了，不能清除这些凋亡或坏死的细胞，免疫系统就会被活化，引起狼疮的复发了。大家可能都看过中央电视台播放的国庆阅兵训练的片子，那些参加阅兵的士兵，长期站在太阳底下暴晒，肩上、背上、手上的皮都脱了，这就是表皮细胞坏死的表现。由于他们体内的清除系统没有生病，可以很快地清除凋亡或坏死的细胞，所以尽管晒脱了一层皮，也不会出现皮疹和红斑狼疮样的改变。而红斑狼疮的患者，在太阳底下一晒，就会出皮疹，加重狼疮病情，这是因为狼疮患者清除凋亡和坏死细胞的功能降低了，不能够将这些死亡细胞及时清除掉，因而激活了免疫系统，产生了攻击自己的抗体，而这些抗体都是在血管里面走的，容易引起血管炎。因此，风湿免疫病的患者，尤其是狼疮患者，就要特别注意不要晒太阳了。红斑狼疮患者之所以容易出现脱发和面部红斑，是因为头和面部是最容易晒到太阳的。

学会了这些知识后，我们就容易理解，风湿免疫病患者为什么会那么容易疲劳了。人们忙碌一天身体内产生了很多"垃圾",在正常情况下,只要美美地睡上一觉,就可以将身体内的"垃圾"清扫干净了,所以第二天又神清气爽了。即使有些朋友加班一个星期都没有好好睡觉也没有很大关系,因为他们可以再睡上一天一夜,醒来后照样生龙活虎。但是对于风湿免疫病患者尤其是红斑狼疮等患者就不一样了,他们身体内清除"垃圾"的功能降低了,如果加班、旅游或者重体力劳动时间长了,他们身体内所产生的"垃圾"要好多天才能清除出去,这些残留的垃圾就有可能引发炎症,激活免疫系统,加重病情。因此,对于风湿免疫病患者尤其是红斑狼疮等患者,一定要注意休息好,尤其要保证足够的睡眠。

由此,我们也容易理解为什么风湿免疫病容易出现溃疡而且反复、难以治愈了。那是因为,免疫病引起血管炎,血管炎引起溃疡。而溃疡就是组织坏死,坏死细胞激活免疫,再加重血管炎……

我再强调一下,对于风湿免疫病的患者,要注意保暖、少晒太阳、防止感染、防止过度劳累、保证充足的睡眠。希望大家在理解的基础上主动做好防护措施,减少疾病复发的诱因,从而最大限度地控制疾病,治愈疾病。

温馨提示:如果您对自己的事业有很高期望,比如当领导、当老板或者当教授、艺术家的时候,要注意衡量一下自己的身体是否有条件在 8 小时以外持续工作,甚至晚上加班到二三点,周末也不休息。如果您第二天早上起来昏昏沉沉,无精打采,提示您身体里面还有很多"垃圾"没有清除掉,需要继续睡觉、休息。

如果您是一位老板、上级、主管,请您考虑一下您自己或者您的员工是否加班太多,有没有给自己或他们充足的睡眠。您要知道,您和您员工的健康是您事业发展、壮大的最可靠的保障。

如果您已经被怀疑患有风湿免疫病,或者已经明确诊断了风湿免疫病,那么建议您适当调整人生目标,少加班、多休息,那样的话,就有利于疾病的控制了。

8. 为何月经来临、流产、生小孩后会诱发或者加重风湿免疫病呢？

有不少风湿免疫病的患者在月经来临、流产或者生小孩后病情会加重，这个现象非常常见，因此有古语："月经来临少碰水，生了孩子坐月子"。这是为什么呢？

在上一节里，我们讲到，身体里面的细胞死亡分为两种，一种是凋亡，另一种是坏死。坏死细胞可以产生很多炎症因子，诱发炎症反应，激活我们的免疫系统。免疫系统活化后可以产生很多细胞、因子、抗体、补体等，如果免疫系统异常活化，就有可能伤害到我们身体里面的细胞、组织，从而引起疾病。

月经是怎么回事呢？原来女性成年后，卵巢的卵子就会定期释放，一般一个月释放一个。卵子释放的目的就是与精子结合。卵子与精子结合形成受精卵后，进入到子宫的内膜里面，这时子宫内膜就是受精卵的"床"，受精卵进入子宫内膜的过程也被形象地称为"着床"，着床后受精卵慢慢发育形成胎儿。在卵子释放的过程中，子宫内膜就要做好迎接新生命的准备，就像睡觉前要铺好床褥一样，这时子宫内膜就要增厚，细胞要增加，血液供应也要增加。如果卵子释放后，没有遇到精子，这些"床褥"没有使用，而要等到下一次卵子释放的话，需要等一个月，这些"床褥"就"老了""旧了"，不那么好用了。因此，就需要将这些"床褥"当作垃圾排出体外，更换新的"床褥"。而这些"床褥"其实就是女性的子宫内膜。更换新的"床褥"就是子宫内膜的剥脱和更新过程，在这个过程中会伴随不少细胞的坏死、出血，最后排出体外，这就是所谓的"月经"。

由于在月经形成的过程中有不少细胞坏死，因此根据我们前面的理论，这些坏死细胞就有可能激活免疫系统，形成针对自身的免疫细胞或者抗体等，这些细胞、抗体、补体等多了，就有可能损害我们的身体。因此，在月经来临前后，不少人可能感觉到不舒服、劳累。这提示身体里面有多余的垃圾没有清除掉，有炎症因子存在，刺激到身体。因此建议女士在月经期要多休息。

而流产是身体里面子宫内膜，甚至是胎盘剥脱，排出体外的过程。这个过程中坏死细胞的数量更多，因此在流产的时候，最好不要上班，要多休息。

生小孩的情况就更是如此了。此时，不但胎盘的剥脱会伴有大量细胞的坏死，而且胎儿那么大，在出生的过程中也可能对母亲产生损害，导致组织坏死。即使是顺产，也有可能要做个小手术，如"会阴侧切"；如果要剖腹产的话，对母亲的损伤则更大。同时，母亲生小孩后，小孩的护理、喂奶等都需要耗费大量的精力，以致睡眠不足，身体内清除"垃圾"的能力降低。因此，母亲在小孩出生时和出生后，身体面临巨大考验：一方面是机体组织细胞的大量坏死，另一方面是体内清除能力降低，因此产后很容易诱发风湿免疫病。而且，自身免疫性抗体可能在产后一个月达到高峰，这时候最容易诱发风湿免疫病，如类风湿关节炎、系统性红斑狼疮等，这些疾病都有可能在这个时候加重，因而形成了所谓的"产后风湿"一说。我们的祖先为了防止这种情况出现，约定俗成地形成了"坐月子"的习俗。也就是在产后一个月的时间里，产妇要多休息、少吹风、不碰凉水、少干活，其道理就在于防止风湿免疫病的出现。如果月子里没有休息好，碰了凉水或者吹了风，就进一步提高了诱发风湿免疫病的可能性，因此在这个时期就要更加注意防止受凉、感冒、日晒了。

温馨提示： 如果您是一位女性，请在经期多休息，少安排工作，尤其是少加班。生小孩后一定要有充足的时间休假。并注意在经期，特别是在产后，少碰凉水、少晒太阳、少吹凉风，尤其要防止感冒。

如果您是一位丈夫，请在您的妻子经期和产后给予她更多的关怀和呵护，承担更多的家务，更多地照顾孩子。这样能让您的妻子尽快恢复，同时不容易诱发自身免疫性疾病。

如果您是一位领导，请尽可能让您的女性员工产后能够有充分的休假时间。如果您员工的妻子生小孩了，若能给您的员工放几天假，让他能够在关键的时刻照顾好妻子，则更能体现您的人性化管理，提高员工的忠诚度和工作热情。

9. 儿童也会得风湿免疫病吗？

很多家长会问，小孩子也会得风湿免疫病吗？甚至在医生对孩子做出风湿免疫病的诊断时，还有许多家长不理解，认为风湿免疫病只发生于成人。其实不然，小孩子也会得风湿免疫病，而且从程度上讲可能比成人更加严重，诊治也更为困难，所以希望家长重视儿童的风湿免疫病，及早诊断或预防其发展。

下面给大家介绍一下儿童风湿免疫病发病的一些主要症状，以帮助家长及时发现及早正确就诊治疗。儿童风湿免疫病常见的症状主要是皮疹，关节肌肉的病变，如关节痛、关节炎、肌肉受到损害、肌痛、肌无力，也有一些孩子出现不明原因的发烧。这些症状需要考虑儿童类风湿关节炎、幼年关节炎、幼年皮肌炎等疾病。

其中比较复杂的是儿童系统性红斑狼疮。系统性红斑狼疮可以以多脏器的损害作为首发症状。孩子所累及的器官不一样，表现也不同；即使是同一器官受累，受损程度不同，红斑狼疮的症状也会不同。有的孩子是内脏受累，有的表现为贫血，有的是血小板减少，还有一些孩子表现为抽搐，有的孩子甚至心脏会受到影响。如果孩子风湿免疫病一开始就累及脏器的话，诊断更为困难。比如说孩子一开始是因为抽搐来就诊，一般都会想到是脑炎、癫痫，但是经过反复检查之后都不支持这些诊断，结果最终确诊为狼疮性脑病，就是系统性红斑狼疮累及神经系统；如果是由于狼疮所引起的胸腔积液，这时候出现的症状是胸痛，或者胸膜炎；还有的孩子出现尿的异常，检查之后发现有尿道感染情况，就会考虑是否是尿道炎、肾炎等，一般很少考虑是狼疮性肾病。出现这些情况，如果诊断不明的话，往往延误病情，耽误最佳治疗时机。

儿童风湿免疫病较成人而言，诊治更为困难。正如前面所述，许多家长认为儿童不会得风湿免疫病，而孩子也因为表达能力有限，无法描述自身不适，在医生检查的时候不能够配合，导致医生错过了一些重要的体征，给诊断带来困难。即使家长带着孩子穿梭各家医院的儿科，因为诊断不明，问题往往也没有得到解决。

儿童风湿免疫病诊断困难的另一个原因前面也提过，就是发病症状复杂，表现为皮疹、关节痛、肌肉疼痛等，如果首发症状为内脏受累，神经、泌尿系等出现症状，还需要与儿童多发的脑炎、肾炎等相鉴别。儿童风湿免疫病诊断困难还有一个重要的原因是：病程短，化验检查没有特异性。成人的风湿免疫病多为慢性或亚急性，而儿童多为急性发病，而且检查没有非常特异性的发现。如儿童类风湿关节炎，许多患儿全身多个关节疼痛，但是类风湿因子等多为阴性，其阳性比例仅为10%~20%。

儿童风湿免疫病不但诊断困难，其治疗更是风湿免疫科医生所面临的重大难题。许多患儿发病时全身症状重，局部症状轻。有可能发病初期没有局部关节疼痛、皮疹等表现，但是已经累及多个脏器，表现为肾炎、抽搐、心包炎、胸膜炎等危急症状，需要紧急救治。但是临床上能用于治疗儿童风湿免疫病的药物非常少。儿童是一个特殊的群体，很多药物试验都是先在成人中进行研究，得到的数据也是有关成人的用法的。因此，在治疗儿童风湿免疫病的时候医生会格外小心。

对儿童用药谨慎是因为儿童处于生长发育阶段，而许多免疫抑制剂都有不同程度的抑制生长和发育的作用，用药风险大，需权衡利弊才考虑用药。

目前我国仅有几家专门的儿童风湿免疫科，对治疗儿童的风湿免疫病的药物剂量把握也难度大，许多治疗方案需要风湿免疫科和儿科大夫共同商议决定。

综上所述，儿童风湿免疫病发病急、病程短、症状复杂、特异性检查指标少，加之儿童对自身症状表述不清，诊断困难；而且目前能用于治疗儿童风湿免疫病的药物少，儿童处于生长发育阶段，儿童用药的剂量或是否用药都需要医生综合评估，诊治困难。

所以希望各位家长注意，孩子不适时需考虑孩子有得风湿性疾病的可能，做到及时预防、诊断及治疗，尽量减轻疾病给孩子带来的危害。

10. 老是怀不上宝宝为什么要看风湿免疫科？

生育是人类种族的延续，而一个家庭要通过生育延续生命或者说是传宗接代。不管从哪个角度看，生育都是一件极其符合自然规律的事情。但就是这么一件合乎自然的事情，有时候实现起来却那么艰难：有的夫妻婚前产检未发现异常，婚后也未采取任何避孕措施，却始终怀不上孩子，或者即便有幸怀上，也免不了多次流产的结局。有的夫妻为了怀上宝宝遍访名医，各种检查、化验做了一大堆，甚至手术都做了，也没查出个所以然。无果后又尝试各种传说中"很神奇"的土方、古方，却还是没有下文。能孕育一个健康的宝宝，对他们来说，竟成了难以实现的事。

在中国，孩子对于家庭的重要性不言而喻，尤其对女性朋友来说，显得更为重要。老是怀不上宝宝，使夫妻双方都面对来自对方、父母以及社会的巨大压力。孩子有时候甚至成了家庭幸福和睦的保障。所以，下面我将对妊娠的大致过程及导致不孕的一些原因做简单的讲解，而讲解的重点，将放在那些会导致不孕却常被忽视的"异常免疫"问题上。希望通过下面的讲解，能为解决您的问题提供些有用的信息。

要得到一个正常发育的宝宝，必须有来自父亲"充满活力"的精子"千里迢迢"地前进，分别经过女性的阴道、宫腔、输卵管，然后让等在那里的卵子成功"受精"形成受精卵。受精卵再原路返回母体子宫腔，而在返回宫腔的过程中，受精卵逐渐分裂变成胚胎，后者回到宫腔后就寻找一个合适自己的"位置"住下，叫做"着床"。着床后由母亲为胚胎提供保护和营养。如果未发生意外，胚胎在母体的"滋养"下逐渐形成胎儿，然后长大至足月分娩，生产出一个健康的宝宝。

妊娠是男女双方共同努力才能完成的事，所以当出现不孕时我们要分别从男女双方找原因。导致不孕不育的绝大部分原因为女性因素，所以在排除父亲精子"不合格"等原因后，我们主要把关注点放在母亲身上。女性常见的不孕不育原因包括：不能正常排卵，妊娠相关激素分泌异常，先天性或继发性的生殖系统解剖结构异常，母体免疫功能异常，以及遗传、精神心理因素等。

一旦由于某种原因导致母体的免疫系统对自身组织产生过度的免疫应答，从而发生过强的一系列免疫反应，则母体的正常生理功能就会发生改变。母体免疫异常时会产生多种抗体，如抗精子抗体（AS Ab）、抗卵巢抗体（AO Ab）、抗子宫内膜抗体（EM Ab）、抗绒毛膜促性腺激素抗体（hCG Ab）、心磷脂抗体（AC Ab），或者母体产生的保护性"封闭抗体（APLA）"不足。有研究表明，自身免疫抗体与不明原因不孕症和不良的妊娠结局（如胚胎停育、流产）的发生密切相关。

抗精子抗体会直接杀死来自父亲的精子，导致这些精子在进入母体后直接死去，所以"受精"根本不会发生，不孕是必然的。抗磷脂抗体则可能通过诱发胎盘血栓形成导致胎盘循环障碍，使胎儿供血供氧不足，而发生胎儿发育不良或死亡。而抗卵巢抗体、抗子宫内膜抗体等则会通过影响卵巢及子宫正常生理功能而影响妊娠。

正常情况下，母体还会产生一种保护性的抗体——封闭抗体（APLA），其可防止胚胎受母体免疫系统攻击。若保护性抗体产生不足，母体就会对胎儿产生强烈的排斥，若排斥发生在孕早期（1~12周），可出现反复自然流产，若发生在孕晚期（28周至分娩结束）则可出现妊娠高血压疾病、胎儿发育不良，甚至出现胎儿死亡。

从上面可以知道，母体免疫异常对妊娠结局的影响是严重的，当面临不孕不育问题时，一定要注意检查自身免疫、检测自身抗体等情况，以协助明确不孕不育的原因，指导进一步的治疗，为妊娠做准备。

而对于那些不孕不育的朋友，当你觉得对不孕不育已经手足无措的时候，再问一下自己，是否注意到免疫相关的问题了呢？

11. 风湿免疫病不是老年人的专利

风湿免疫病是指以关节、肌肉疼痛为主要症状，可以伤害到全身多器官、组织的一类疾病。风湿免疫病产生的原因是因为机体免疫功能紊乱，产生大量的细胞、因子或者自身抗体攻击自身组织器官，可造成全身多器官的损伤。

风湿免疫病在老年人中发病率较高，但不是老年人的专利，儿童和青少年也可患病。如幼年特发性关节炎、儿童系统性红斑狼疮、强直性脊柱炎等风湿免疫病就可以在青少年甚至儿童阶段起病，且发病年龄越小预后越差，严重者可出现关节严重破坏和生长发育障碍，因此家长应重视。

儿童风湿免疫病的临床表现多种多样，早期不易被察觉，容易造成误诊漏诊。若孩子出现以下症状，家长需加以重视：

（1）不明原因的反复发热、淋巴结肿大，抗生素治疗效果不佳。

（2）不明原因的疲乏、贫血。

（3）不明原因的眼睛发炎，反复出现口腔溃疡。

（4）反复关节肿痛、僵硬，不愿活动。

（5）反复出现皮疹，皮肤出现出血点或紫斑。

（6）生长发育迟缓。

家长若察觉自己的孩子出现以上症状，需及时带孩子去就医。风湿免疫病的临床表现复杂，需要有经验的风湿免疫科医生从各种临床症状中发现线索，对患者全身情况进行综合评估，方能得出正确诊断。若对儿童风湿免疫病进行早期积极的治疗，可以有效地控制病情发展，提高生活质量，减少残疾率。

由于风湿免疫科是一个新兴的学科，很多医院还没有风湿免疫科，专门看儿童风湿免疫病的专科就更少了，因此很多患儿由于没有及时得到正确的诊断和治疗，耽误了病情。同时由于孩子贪玩，不懂得表达自己的不适感，如果家长不注意仔细观察孩子的变化，没有及时带孩子就诊，就有可能耽误其病情。

温馨提示：现代人尤其是事业有成的人都很忙，有时就疏忽于对家人、对孩子的关心和照顾。因此，建议大家在繁忙的工作之余，尽量关心一下自己的家人，尤其是孩子。孩子还小，自己不会表达，您如果不注意观察，就有可能漏掉重要信息，错过关键的时机。孩子的人生道路还很长，但是在这个关键的时机，需要大人的细心呵护。

12. 免疫抑制治疗患者，药物搭配合理吗？

对于风湿免疫病的患者，如类风湿关节炎、强直性脊柱炎、银屑病关节炎、系统性红斑狼疮、干燥综合征、皮肌炎、硬皮病等疾病的患者，使用免疫制剂治疗是必不可少的。所谓免疫抑制剂是一些能够压制、降低身体内免疫系统功能的药物，如甲氨蝶呤、环磷酰胺、激素、环孢素、霉酚酸酯，以及一些生物制剂等。为何要使用免疫抑制剂呢？这是因为，风湿免疫病均是由于自身免疫系统的异常所引起的。免疫系统是人体内一个重要的防护系统，在正常情况下只对侵害身体的非常细小的生物，如细菌、病毒等有杀灭作用，我们的身体正是因为有了免疫系统的保护，才不会因为感冒、皮肤细小的损伤或劳累而导致严重的疾病。但是患有风湿免疫病的人们就不同了，他们的免疫系统中一些细胞的功能常常是太强了、过强了，以致"不分青红皂白"将身体里健康的细胞也一块杀死了，从而导致风湿免疫病，引起各种各样的病症。应用免疫抑制剂可以适当降低体内免疫系统中一些细胞的功能，使免疫系统不对人体正常的细胞产生攻击作用，而只对外来侵犯身体的细菌、病毒、霉菌等有害微生物起杀灭作用。

但是应用免疫抑制剂需要有临床免疫学专业知识的医生才能胜任。这是因为免疫系统是人体内重要的防护系统，医生在下药的时候，用药太轻了，不能将免疫细胞的功能抑制下来，因而不能将疾病治好；如果下药太重，将免疫系统的功能抑制得太厉害的话，人就容易感冒，容易得结核或其他感染性疾病。因此能有效、合理、方便地使用免疫抑制剂是风湿免疫科医生一直以来的追求。

如果我们有一种方法能准确、及时、方便地测量体内免疫系统对药物的反应，那么医生在下药的时候就能更准确、更有信心，患者也就更安全了。这一点在其他疾病治疗中已经司空见惯了，如对于高血压的患者，在吃降血压药物后一定要量血压，使用胰岛素的患者一定要测定血糖，等等。但是，对于风湿免疫病的患者，目前还没有一种快速、可靠、方便的方法来告诉医生，患者在使用免疫抑制剂后，免疫系统受到的抑制力量有多大。医生们常用的方法是测定患者血中的白细胞数量、血小板数量，或者观察患者的症状，如出现肺部感染就提示用药量过多了，这时候患者就要承担因肺部或其他部位的感染带来的风险，有些患者就是因为感染太重而救不回来了。

我们的课题组在国家自然科学基金、广东省自然科学基金和广州市科技计划项目等的支持下，对测量患者免疫系统处于何种状态进行了长期、系统的研究。只需要患者的一滴血，我们就可以知道他身体内的免疫系统处于什么状态，有没有受到抑制、受抑制的程度以及医生应该如何调整药物。这些研究的一部分成果于2009年发表在国际著名的杂志 Cytokine（《细胞因子》）上，另一部分成果发表在2010年的 Frontiers in Bioscience（《生物科学前沿》）上和2014年的 Central European Journal of Immunology（《中欧免疫学杂志》）上。这些成果受到国际和国内同行的好评，认为"开拓了免疫状态检测的新战略"。这是怎么做到的呢？

首先将患者一滴血抽出来，然后在实验室用一些特殊的药物进行刺激，这时候细胞就会"吐"出很多小的蛋白分子，有几十种以上，但是"吐"出的量非常少，大概只有一滴血的百万分之几。尽管蛋白分子如此少，但我们发明了一种方法，可以非常精确地测量这几十种蛋白分子。如果用了免疫抑制剂，患者免疫细胞的功能发生了改变，它们分泌这些蛋白的能力就一定会发生变化，而且不同的细胞"吐"出的蛋白分子也不同。就像不同人唱歌的音调和节奏不同，我们可以根据不同的歌声来判断不同的人一样，这些不同的蛋白分子的变化就像细胞在"唱不同音调的歌"，我们根据细胞不同的"歌声"来判断免疫细胞的功能是否受到抑制，是什么药物起了作用，需不需要调整药物，以及调整哪一种药物，等等。正是"一滴血液露真情，免疫状态很快明，药物使用调整易，病魔从此不上身"。我们课题组的这项医疗成果正在申报专利，相信可以很快造福广大使用免疫抑制剂的患者。

（二）症状

13. 风湿免疫病患者为何不能吸烟？

吸烟危害健康已是众所周知的事实。那么风湿免疫病患者为何不能吸烟呢？或者说吸烟对风湿免疫病患者有什么危害呢？

吸烟是人体通过口腔将烟草燃烧时产生的气体吸入体内的行为，是一种不健康的生活习惯。吸烟不仅仅危害人体健康，还会对社会产生不良的影响。

那么吸烟是怎么危害身体健康的呢？这要从烟草里面有什么东西谈起了。不同的香烟点燃时所释放的化学物质有所不同，但主要是焦油和一氧化碳等化学物质。香烟点燃后产生的对人体有害的物质大致可分为六大类：①醛类、氮化物、烯烃类，这些物质都对呼吸道有刺激作用。②尼古丁类，可刺激交感神经，让吸烟者形成依赖。③胺类、氰化物和重金属，这些都是毒性物质。④苯丙芘、砷、镉、甲基肼、氨基酚、其他放射性物质，这些物质都有致癌作用。⑤酚类化合物和甲醛等，这些物质都具有加速癌变的作用。⑥一氧化碳，能减低红细胞将氧输送到全身的能力。

可能大家对这些化学物质了解得不多，听起来也比较复杂，但这些物质可能引起多种疾病。如吸烟导致血栓，引发各种心脏病；吸烟可以引发多种脑部疾病如麻痹、智力衰退及中风，吸烟者中风概率较非吸烟人士高出两倍；香烟中的焦油及烟雾的热量可导致口腔癌、喉癌；吸烟会导致肺癌；吸烟会使肠胃病恶化，尼古丁会使胃肠黏膜的血管收缩，亦令食欲减退；吸烟会加重肝脏负担，令肝脏的解毒能力下降；吸烟会导致结肠癌，患此癌的概率则与吸食烟草的分量成正比；吸烟还会引起背痛，有严重背痛的人大部分有很大烟瘾，这是由于吸烟会导致流向关节的血液减少，关节因而提早退化；不仅如此，吸烟还会对生殖系统有损害，影响精子活力，使畸形精子增多。

看了上面的内容，相信大家深有感触：吸烟危害实在是太大了。可是大家又有疑问了，吸烟对风湿免疫病有没有危害？上面没有提到，是不是吸烟对风湿免疫病患者影响不大？

事实上，吸烟对风湿免疫病的影响也很大，对风湿免疫病患者的危害也是显而易见的。吸烟可以诱发多种风湿免疫病，研究发现，吸烟可以影响一种与类风湿关节炎发病密切相关的 DNA 序列，大大增加患类风湿关节炎的风险。美国斯坦福大学的研究人员发现，与从不吸烟的男性相比，以往有吸烟史的男性患风湿性关节炎的危险会增加一倍。英国研究人员发现，吸烟的"系统性硬化症"患者比不吸烟者发生手指血管并发症的概率大3～4倍，他们在研究吸烟对系统性硬化症患者手指缺血影响的过程中发现，吸烟在健康人群中也是一种诱发血管性疾病的危险因素，而系统性硬化症患者吸烟则可能导致严重的手指血管并发症，严重的会导致肢体坏疽等，甚至有些患者需要截肢才能治疗。

由此我们可以发现，吸烟不仅仅可以诱导多种风湿免疫病的发生，而且会加重风湿免疫病患者的病情；吸烟对人体多个系统有着明显的危害，不利于风湿免疫病患者的治疗与康复。因此，为了大家的健康，请珍爱生命，远离香烟。

最后送给大家一首戒烟顺口溜，与大家共勉：

香烟焦油含量高，致病物质少不了。

缕缕青烟雾缭绕，空气污染值超标。

孕妇孩童很苦恼，活像一个受"气"包。

若要家人开心笑，先把抽烟戒除掉。

14. 风湿免疫病主要影响身体的哪些系统？

在前面的内容里，我们跟大家讲了什么是风湿免疫病，以及风湿免疫病发生的一些道理。那么究竟出现了什么样的情况则提示风湿免疫病呢？

我们已经知道，免疫系统是身体的守护神，它主要负责对抗和清除侵入我们身体的细菌、病毒、霉菌等生物。所以很多免疫细胞埋伏在这些微生物有可能侵入我们人体的道路上。同时，这些免疫细胞及其产生的很多免疫因子还会在我们的血液、血管和淋巴管里运输。最后，身体里面的很多免疫性因子很容易沉积在肾脏。

所以归纳起来，免疫系统的异常活化导致的风湿免疫病主要表现在以下症状：

（1）皮肤和黏膜。皮肤覆盖于人体的外表面，而黏膜覆盖人体的内表面，是我们人体与外界环境的重要分隔线。外界的微生物要侵入人体必须经过皮肤或黏膜这两个途径。所以在这两个地方免疫系统的功能是强大的。如果免疫系统将自己的组织误认为是细菌，就会攻击自己的皮肤和黏膜，从而产生各种各样的皮疹，以及口腔溃疡、肠道的损伤等。

（2）血液系统。由于免疫系统的细胞以及免疫细胞所产生的各种因子、抗体、补体等每天都在血管里面运输，血液里面的细胞最容易接触到免疫系统的细胞及其他分子，所以血液的各种细胞也容易受到免疫系统异常活化的伤害。

血液系统主要有红细胞、白细胞和血小板三类细胞。因此，免疫系统异常活化后如果伤害到血液系统，轻则可以引起红细胞、白细胞、血小板的破坏和减少，重则可以引起贫血、出血、白细胞减少、血小板减少，以及各种瘀斑等情况。

（3）肾脏。肾脏在我们体内是一个过滤器官。肾脏每天的工作非常辛苦，需要过滤大约产生180升的原尿，原尿通过重吸收的方式进行浓缩，最后约1%排出体外。血液经过肾脏过滤后，很多免疫细胞及其分子都会浓缩在肾脏里面。这些免疫细胞及其各种攻击的分子经过肾脏浓缩后攻击能力就更强了。由于肾脏非常容易受到免疫系统的攻击，因此就不奇怪很多风湿免疫病的患者尿中会出现蛋白、白细胞、红细胞等情况了。

（4）关节系统。我们的免疫系统对受凉和细菌等感染常常分不清楚，一律认为是细菌等微生物感染，因此在受凉之初就可能产生一些排除细菌的反应，即使这时没有细菌进入到身体里面。比如用一个电风扇或者空调对着一个人吹，这个人就会出现咳嗽、打喷嚏或者流鼻涕的症状。为什么会出现这一组症状呢？这是因为我们的身体将受凉误认为是微生物感染，出现这一组症状的原因是身体要排除感染的微生物。即使身体里面并没有真正的微生物感染，身体也要做这样一组反应，其用意就是要"防患于未然"。

而关节是我们身体里面活动最灵活的部位，但是为了这个"灵活"，我们的关节里面可谓"空空如也"，没有其他组织，只有一点少量的滑液来滑润。但是这样的后果就是我们的关节保温性能非常差，凉气一来，最先受到损害的就是关节。因此，受凉的时候，免疫系统会误认为关节里面有细菌侵袭，从而活化免疫细胞，进到关节里面与细菌作战。但是找了半天也没有找到细菌，因此就把自己的关节组织当作细菌打了，关节就容易发炎了。因此风湿免疫病的一个非常常见的症状就是关节炎。如图1.2.1所示。

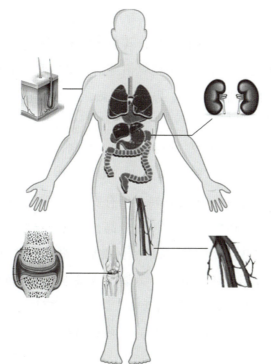

皮肤及黏膜
红斑、皮疹、脱屑、皮肤硬化、皮肤结节、光过敏、口腔溃疡、外阴溃疡等

肾脏
蛋白尿、血尿、少尿或无尿、水肿、高血压、腰痛、急性或慢性肾衰竭等

关节
关节疼痛、肿胀、活动受限、晨僵、腰背痛、腰背部僵硬、足跟痛等

血管及血液
贫血、血小板减少、血栓形成、网状青斑、雷诺现象（肢端遇冷发白变紫、疼痛或破溃）等

图1.2.1　风湿免疫病最常受累的四大器官

15. 长期发热，小心是风湿免疫病在"作怪"！

发热（发烧），是我们经常出现的一个症状，其原因也多种多样：如各种细菌、病毒感染引起的发热、肿瘤引起的发热等；还有一类风湿免疫病引起的发热是不能忽略的，特别是长期低热患者，更应该警惕风湿免疫病的可能。下面举两例最近遇到的实际病例，希望对大家有所启示。

患者，关某，女，48岁。"反复发热3月余，多关节痛3天"入院。3个月前无明显诱因出现咽痛，口服消炎药后无明显缓解；80天前出现明显发热，最高体温39.5℃。就诊于当地医院，给予头孢类抗菌药物治疗后无明显缓解，遂就诊于某三甲医院，继续给予抗菌药物治疗，用美洛培南及阿米克新等进行联合抗感染，发热未缓解。2个月前转入另外一家三甲医院肿瘤科检查，行全身PET-CT提示全身多发淋巴结肿大，两次取淋巴结活检，没能诊断疾病，又出院了。此后，患者经常发热，只能靠退热治疗维持。患者辗转来到我们医院就诊，发现血沉及C反应蛋白升高，其余指标无明显异常。结合患者之前病史，考虑患风湿免疫病可能，给予精氨洛芬消炎退热配合免疫抑制剂治疗后，患者无明显发热。随访半年以上，患者无发热，淋巴结缩小，恢复正常劳动能力，无任何不适。

患者，潘某某，女，61岁。"反复发热、腹痛、腹泻5月余"入院。5个月前无明显诱因出现发热，最高体温40.3℃，伴腹痛、腹泻，黄色水样便；给予抗炎退热治疗，腹痛、腹泻好转，仍有发热；到某三甲医院做PET-CT提示高代谢淋巴结，脾大，代谢弥漫性升高，行淋巴结活检符合"典型霍奇金淋巴瘤"，考虑淋巴瘤。但转入某肿瘤医院后，淋巴结病理会诊提示未能确诊淋巴瘤。后来患者来到我们医院，入院检查基本可以排除感染（结核、寄生虫及真菌等）。该患者拒绝淋巴结活检。结合患者病情分析，考虑患免疫病可能，给予激素及免疫抑制剂治疗后，目前患者病情稳定，无任何不适（随访5个月）。

上述两名患者在来我院治疗之前，未能得到合理的治疗。而到我们医院风湿免疫科后，经过 1～2 周的检查和治疗，病情得到了有效的控制。为什么呢？

（1）发烧有可能是风湿免疫病。发烧的原因主要是三个方面：感染、肿瘤和风湿，发烧在风湿免疫病的患者中是常见的一个症状。因此，如果是发烧，尤其是反复发烧，抗感染治疗效果不好的话，要考虑有没有患风湿免疫病。

（2）风湿免疫专科医生缺乏。由于我国风湿免疫专科医生非常缺乏，发热患者往往去呼吸、消化、感染、肿瘤和血液等科室就诊。由于现代医院分科细致，其他科的医生有可能对风湿免疫病认识不足，诊断和治疗手段也有限，因而不能很快地发现和诊治风湿免疫病。所以，如果发烧老是不好的话，建议要到风湿免疫科看一下。

（3）风湿免疫病的相关检查阴性不能否定风湿免疫病。有些患者也曾经怀疑过风湿免疫病，"风湿四项"或者"风湿五项"等检查为阴性，尤其是"类风湿因子是阴性"，就认为排除了风湿免疫病，这种观点是不正确的。因为在风湿免疫病相关的检查中，很多医院查的是抗O、类风湿因子、血沉、C－反应蛋白、尿酸等，这些项目是风湿免疫病的初步检查项目，不是风湿免疫学科的专科检查项目，准确性不是很高。另外，即使一些风湿免疫专科检查还是阴性，也不能完全排除风湿免疫病，因为现代的科技还不是很发达，还不能将所有的风湿免疫病都很快检查出来。这时，就要靠医生临床经验以及正确的逻辑分析来诊断疾病了。

总之，大家如果遇到反复发热，反复治疗老是不好，就应该考虑患免疫病的可能，及早到风湿免疫科就诊。这样更有利于疾病的早期治疗，有利于患者的早日康复。

16. 关节痛了，关节发炎了，怎么办呢？

在临床上对各种外周关节炎、关节痛的诊疗过程中，我们发现很多患者朋友有这样的困惑：当他们的脊柱或者其他关节疼痛的时候，往往首先到医院的骨科就诊，有些患者朋友跑了好几家医院的骨科，病情仍然没有得到控制，不得不忍受病魔带来的痛苦。有些人的病情一拖就是几十年，实在令人感到惋惜和痛心。这都是对自己的疾病认识不足，没有正确就医的结果。

然而，患了这些病，如果早期到风湿免疫科就诊，就可能得到更为正确的内科治疗，也就没有那么多患者出现骨、关节畸形了，没有那么多患者长期处于痛苦之中了。

为什么会出现这种情况呢？出现关节疼痛、关节肿胀、脊柱强直的患者应该如何就诊呢？出现了关节的症状，一定需要进行手术治疗吗？有没有不进行手术治疗的方法呢？为什么很多患者在开始的时候没有选对就诊的科室呢？

一个重要的原因是目前在医学界仍然没有"骨内科"。大家到医院的时候往往会发现，对于某一类疾病，医院一般会有一个相应的内科和外科分别进行非手术治疗和手术治疗。例如，对于肺部疾病有呼吸内科和胸外科，对于心血管疾病有心血管内科和心血管外科，对于腹部胃肠的疾病有消化内科和普通外科、肝胆外科和肛肠外科，对于泌尿系统的疾病有肾内科和泌尿外科，等等。因此，一旦有了上述系统的疾病的时候，患者朋友往往先到内科就诊，看看有没有什么药物可以治疗，一般只有当内科治疗效果不好的时候才会考虑外科的手术治疗。但是，当患者朋友出现骨头和关节疾病的时候，他们到医院一看：哎，没有"骨内科"呀，而只有"骨科"！因此就只有到骨科挂号就诊了。

骨科主要是从事骨和关节外科手术治疗的学科。由于医学发展历史的关系，骨科主要是由外伤、骨折的治疗发展起来的学科，逐步过渡到骨肿瘤、骨矫形以及关节疾病的一些外科治疗，目前甚至发展到微创技术进行手术。因此，骨科的最重要任务就是进行外科手术，骨科医生对于骨、关节的疾病如何进行手术治疗是最有经验的。但是，不少骨和关节疾病，其实是不需要外科治疗的；一些疾病可以先进行内科控制，只有在内科控制无效的情况之下，才考虑进行外科治疗；一些疾病虽然需要进行外科治疗，但是在手术前后都需要进行正规的内科治疗以"保驾护航"。这样的话，就需要患者先到"骨内科"进行就诊，疑难患者需要"骨内科"和骨科共同会诊，才能确立最佳的治疗方案，患者朋友才能获得最方便快捷的治疗，最大程度地减轻痛苦和达到最佳的治疗效果。有这样一位患者朋友，他患有骨关节炎，已经在风湿免疫科进行了正规治疗，控制了病情，但是因为别的病到外科手术治疗的时候，将风湿免疫科所给的药物全停掉了，3周后患者关节再次疼痛，不得不再次从头开始进行内科治疗。这样类似的情况应该是不少见的。如果再到外科手术的时候，有风湿免疫科医生"保驾"就不会出现类似的情况了。

但是，医院没有"骨内科"，患者朋友又该怎么办呢？答案是应该去风湿免疫科治疗。

对于这个答案，有些患者朋友有一些体会："噢，对了，是有不少大夫或者朋友说过，'您这个病可能是有风湿'；'您这个情况是风吹多了，湿气太大了，应该驱风祛湿治疗'"。但是，也有一些患者朋友不理解："不是吧，骨头、关节痛嘛，就应该去骨科就诊啊，与风湿免疫科应该没有什么关系吧？"这些朋友的认识，虽然有不正确和不全面的地方，但也反映了目前骨关节病方面诊疗的现实，这也是我们风湿免疫科大夫需要努力的地方。

其实，风湿免疫科在某种程度上就是"骨关节内科"，当然风湿免疫病除了骨和关节方面的表现外还有可能有其他表现。当患者朋友有关节痛、肿、僵直等症状的时候，先到风湿免疫科就诊是正确的选择。这是因为：

第一，患有风湿免疫病的时候，关节的表现尤为突出。风湿免疫病的发病主要是由于身体内的免疫系统异常活化。所谓免疫系统就是身体内防止细菌、病毒、霉菌等损害身体的系统。在正常情况下，当这些"小小的坏家伙"进入到人体的时候，就会激活我们的免疫系统，免疫系统一旦调动起来，就可以将这些细菌和病毒彻底地杀灭，人体就会健康了。但是，患有风湿免疫病的时候，免疫系统出了毛病，将自己的细胞和组织当成细菌和病毒之类的"敌人"，此时免疫系统工作得越卖力，则对身体的伤害越大。而免疫系统伤害的一个主要对象就是我们的关节，因此患风湿免疫病的人有关节痛、关节肿、关节炎或者关节畸形就一点也不奇怪了。

第二，为何很多风湿免疫病患者都有关节炎，或者甚至以关节炎为主要症状呢？这个说来话长，简单地说，免疫系统就像我们的军队，军队的任务当然就是消灭敌人，保护自己的老百姓啦。但是军队首先要区分"谁是我们的敌人，谁是我们的朋友"。如果敌我不分，就不能正确地打击敌人，也不能很好地保护朋友，因此必然是要失败的。而如何区别敌我呢？作为军队，就看"谁在伤害我们的利益，谁又在保护我们的利益"。其实，免疫系统也是类似的。当细菌和病毒等进入身体的时候，如果不对组织造成伤害，我们的免疫系统也是不会伤害这些细菌和病毒的，例如在胃肠道就有大量的细菌，但是我们和它们是"相安无事"的。而那些破坏我们的细胞、组织，引起我们发烧、难受的细菌、病毒当然就是敌人了。但是我们的身体在没有细菌、病毒入侵的时候，也会受到伤害，这个伤害就是"风"和"湿"造成的。在北方的人，可能有过或者看到过天气寒冷对我们的身体造成的"冻伤"。其实，这种伤害在平时也会存在，但是这个时候最早和最主要的伤害是关节。原因是，关节这个地方主要是为了身体各个部分的活动方便而存在的，因此关节可以说就是"皮包骨头"：在关节里没有肌肉，没有血管，甚至没有什么液体。由于没有体温37℃的血液循环，因此关节是最难保温的。空气一潮湿，风一吹，或者一碰凉水，关节里的细胞就冻得"嗷嗷"叫了。在关节里的细胞受到潮湿和冷空气伤害的时候，由于免疫系统还不够聪明，误认为是细菌或者病毒"打"进来攻击我们了，因此也就迫不及待地"跳"起来。但是"愤怒"的免疫系统因为找不到细菌和病毒而胡乱"开枪"，就会更加伤害我们的关节甚至其他器官。

如何对待不分青红皂白"胡乱开枪"的免疫系统呢？对付得太狠了，例如用药物把整个免疫系统都"打掉"，这样当然是不对的，因为这样的话，就不能对付那些破坏我们身体的细菌、病毒了，就像一个国家没有了军队，则亡国是必然的。但是也不能乱管，"胡乱开枪"的免疫系统同样伤害我们的身体，严重的也会引起死亡的。怎么办呢？

对于"犯错"的免疫系统，我们临床医生既不能"纵容"，又不能打击得太重。就形成了我们目前的治疗原则：控制、"教育"和"引导"免疫系统。

临床医生大多应用免疫抑制剂，抑制免疫系统功能。但不能太重，同时要根据患者的具体情况，选用不同的免疫抑制剂，有时要多种免疫抑制剂同时使用，增强效果、减少毒副作用。但是，在整个治疗过程中，都要拿捏好，不要太重，也不要太轻，这就靠风湿免疫科临床医生的经验了。风湿免疫科虽然是一个年轻的学科，在我们国家大概只有10多年的历史，但是最近由于认识的提高，风湿免疫科发展突飞猛进，近10年从业的医生增长了10倍多，很多新的治疗药物和治疗方法被发明出来，这应该说是广大患者的福音。

由此可见，很多关节炎、关节痛、关节肿的患者其实不需要手术治疗，而应该到风湿免疫科进行就诊和治疗，这样的专科治疗，效果会更好。当然，对于那些还是需要手术的患者，风湿免疫科医生会及时与骨科医生沟通，请骨科医生来会诊的，这样患者就可以得到最佳的治疗方案了。

风湿免疫科某种程度上就是骨内科，有关节痛、关节炎的患者请考虑一下到风湿免疫科看一看吧。

17. 皮肤出现什么样的皮疹提示风湿免疫病？

皮肤是我们重要的防护器官，很多疾病都表现为不同的皮疹。出现皮疹不要以为只是皮肤的问题，它可能是很多全身性疾病在皮肤的表现罢了。有不少患者皮肤出现了皮疹，就以为是皮肤的问题，到皮肤科涂一些药物，或者在大街上的药店里买些药物涂一下，症状有所缓解就不管了。这是不对的。

大体上来讲，可以将皮疹分为两类疾病：①局限于皮肤的疾病。这类疾病主要考虑是皮肤的局部感染，如病毒、细菌和霉菌等感染。皮肤感染性疾病的皮疹主要表现为斑疹、丘疹、水泡、结节等（见图1.2.2）。这是由细菌、病毒、霉菌等微生物对皮肤的直接损害，以及毒素的损害造成的。局部出现红肿、水泡等是常见的症状，病情严重的可以伴有全身的炎症症状。②全身性疾病在皮肤的表现。主要有风湿免疫病、过敏性疾病、严重的全身感染性疾病、血液性疾病、药物性皮疹、恶性肿瘤等。全身性疾病在皮肤局部的表现是比较复杂的，而且随着病情的演变不断变化。

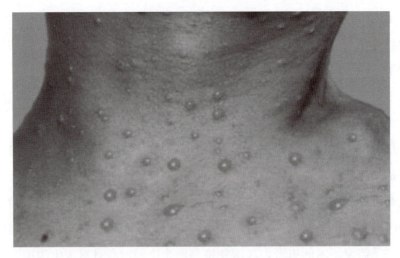

图 1.2.2　皮肤病毒感染引起的皮疹

对于严重的全身感染所出现的皮疹，这时候一般情况下患者已经就医了，所以下一步怎么办是医生主要考虑的范畴。血液性疾病所引起皮疹主要是血小板低下或者功能异常引起的小血管出血。经常表现为稍微碰一下，皮下就青一块紫一块（见图1.2.3）。肿瘤主要有皮肤的肿瘤和全身肿瘤转移引起，具体表现与不同的肿瘤有关。而免疫系统的异常导致的皮疹主要包括风湿免疫病、过敏性疾病和药物性皮疹。

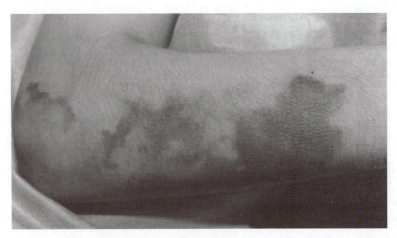

图 1.2.3　血小板减少引起的紫癜

对于风湿免疫病来讲，皮疹是其表现之一，甚至是最先出现的表现，一般来讲还可能伴有全身其他的症状。风湿免疫性皮疹主要包括两方面的原因造成的血管炎：一是紫外线对皮肤细胞的损害，长时间的紫外线照射使得皮肤的细胞坏死。有些风湿免疫病如系统性红斑狼疮，患者本身清除坏死细胞的能力降低，使得这些坏死细胞聚集，释放炎症因子，引起血管炎。这类皮疹出现的部位主要是太阳晒到的地方，如面部、颈部、前胸、手背等等。二是由于免疫系统异常活化后产生的一些抗体损害了皮肤的细胞，造成皮肤血管炎。这类皮疹的特点是可以出现在全身，尤其是受凉或者血液循环不好的地方，如四肢等。值得指出的是，风湿免疫病所引起的皮疹，一般不会伴有瘙痒、水泡、化脓等现象。

过敏性疾病引起的皮疹可以表现为全身性皮疹，有时伴有眼睛红肿、流鼻涕等症状，其中显著的特点是有风疹团块、皮肤瘙痒（见图1.2.4）。有的患者由于奇痒，经常抓挠，皮肤会出血。药物性皮疹大部分情况下是由于药物过敏引起，因此也可以有过敏性皮疹的特点。

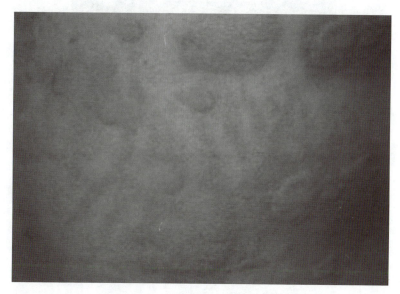

图1.2.4　过敏引起的风疹团块

综上所述，皮肤出现皮疹的原因很多，除了皮肤局部的病变以外，有很多其他的原因导致皮疹，其中最多的是风湿免疫病和过敏性疾病导致的皮疹。如果皮疹在皮肤科反复治疗效果不佳的时候，建议考虑到风湿免疫科就诊。

温馨提示： 皮疹的原因很多，不但患者自己难以鉴别，即使是皮肤科或者风湿免疫科专科医生也很难凭肉眼看清楚是什么病。因此，建议皮疹久治不愈的朋友做一次皮肤活检，就是将皮肤切一小块，做病理检查，这样可以及早发现许多疾病。不少患者朋友对做皮肤活检比较抗拒，这是不对的。

18. 遇冷后手指变颜色，需要看风湿免疫科医生吗？

天气冷了，门诊常常遇到一些患者，他们的双手在遇到冷空气或者用冷水泡一下的时候刚开始出现变白，然后变红或者变紫的现象（见图1.2.5）。那么，为什么会出现这种情况呢？

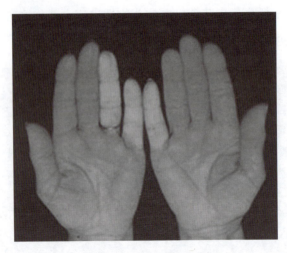

图1.2.5 雷诺现象

其实，这种现象在医学上被称为雷诺现象，由雷诺（Raynaud）医生最早发现而得名。这种现象不仅仅限于双手，足部以及身体其他部位的皮肤也会出现类似的现象，只不过双手是最常见的部位而已。如果出现这种现象，一定要引起足够的重视，因为它不是一种正常的生理反应，而是身体内出现了某种异常,甚至是某种严重疾病的提示,如红斑狼疮、干燥综合征、皮肌炎、系统性硬化等。因此要及时就医,将致病的原因尽快找出来,并及早予以治疗,才能够防止其发展为更为严重的疾病。遗憾的是,临床上我们见到很多患者,他们往往几年甚至十几年前即出现了雷诺现象,还以为是"冻疮"并未引起其足够的重视。天气转暖后,雷诺现象往往会减轻,因此没能引起患者的足够重视。

为什么会出现雷诺现象呢?现代医学认为,身体内某些致病因素使得小血管发炎,致使血管痉挛,甚至管腔狭窄,在正常的情况下,这些血管尚能维持一定的血液流量,以保证组织的血液供应,因此不出现任何症状;但是遇到冷空气或冷水时,这些血管进一步收缩,使其所管辖的组织血液供应不足,这时就会出现变白的现象,时间长了,组织的缺血进一步加重,这时皮肤就会变紫了。由于这一现象的出现与温度有密切的关系,因此多发于秋冬季。患者多是20~40岁之间的女性。

出现血管炎的疾病大多是免疫性疾病,如系统性红斑狼疮、干燥综合征、皮肌炎、显微镜下多血管炎等等。患有这些疾病时,体内产生了一些破坏自己组织细胞的分子,如抗体、补体等,这些抗体或者补体等分子平常主要是在血管里面"走来走去",进行"巡逻",这些抗体很容易与血管内皮细胞上的各种蛋白质分子或者其他分子结合,引起血管的免疫性炎症反应,出现血管炎。血管一旦发炎,管壁增厚,管腔狭窄,这个时候遇到冷水或者是冷的空气,血管再收缩,就很容易阻塞了,因而出现临床上的雷诺现象。

出现了雷诺现象应该怎么办呢?第一是不要掉以轻心。如前所述,有些人只是在冬天出现雷诺现象,到了春天和夏天就好了,从而没有引起足够的重视,认为是"冻疮",给予一些保暖的措施就算完了。这种思想是不对的,因为雷诺现象很可能是很多免疫性疾病的一种前兆症状,在若干年后就有可能发展为典型的风湿免疫病。第二是不要恐惧害怕。因为雷诺现象是很多疾病的早期阶段,如果在这一阶段,积极到专科医生那里就诊,就有可能早期诊断和治疗,因此,后面严重的全身性疾病也就不会出现了。第三是要及早到风湿免疫科就诊。如前所说,雷诺现象是很多风湿免疫病的早期临床表现,因此到风湿免疫科就诊才最有可能获得早期诊断和正确的治疗。

总之,发现了雷诺现象,既不要掉以轻心,也不要惊慌失措,只要及早到风湿免疫科就医,就有可能防患于未然。当然,也要尽量避免接触冷水,冬天如要出门,要做好保暖的措施。

19. 皮肤越来越硬是怎么回事?能治好吗?

有些患者朋友最近一段时间皮肤越来越硬了,主要表现是脸上的皮肤越来越厚、越来越硬,有些人是四肢的皮肤越来越厚、越来越硬,这是怎么回事呢?

其实这种病是免疫系统异常活化所导致的一种以皮肤硬化、增厚为主要表现的疾病,称为硬皮病,又称为系统性硬化病。女性多见,多数发病年龄在30~50岁。

很多患者皮肤硬化都是从手开始,手指、手背皮肤发亮、紧绷,手指褶皱消失,汗毛稀疏,继而面部、颈部受累。患者胸上部和肩部有紧绷的感觉,颈前现横向厚条纹,仰头时会感到颈部皮肤紧绷,其他疾病很少有这种现象。面部皮肤受累可表现为面具样面容。口周出现放射性沟纹,口唇变薄,鼻端变尖。受累皮肤可有色素沉着或色素脱失。皮肤病变可局限在手指(趾)和面部,也可累及上臂、肩、前胸、背、腹和下肢。有的可在几个月内累及全身皮肤,有的在数年内逐渐发展,有些呈间歇性发展。

虽然这个病最常见的表现是面部和四肢皮肤的肿胀、增厚和硬化,但是病变并不仅仅限于皮肤,只是皮肤的表现最容易发现罢了。小血管的炎症也是发病的另一个关键环节。如果小血管有炎症、堵塞,就可以引起血流的不通,从而引起四肢手指、脚趾的缺血,也就是可以表现为雷诺现象。严重的可以影响到关节导致关节炎,影响到内脏引起胃肠功能紊乱、吞咽困难、吞咽痛,影响到肺部和心脏会出现肺纤维化、肺血管炎症、心脏纤维化等,这时患者会出现气促、胸闷等症状。患者一旦出现肺和心脏的问题,提示病情比较重,就要多加小心、及时治疗了。

如果您有上述症状请不要害怕，因为这个病是免疫系统异常活化对皮肤和血管的攻击所导致的皮肤硬化和血管炎症，只要及时到风湿免疫科就诊，给予抗炎和免疫抑制剂治疗，很多患者都是可以痊愈的。

20. 皮肤、眼睛发黄了，为什么？

有一位患者到我们医院看病，他的皮肤变黄了，同时眼白（巩膜）明显发黄，颜色就像我们常见的橘子皮那么黄（医学上称为黄疸）。患者看上去精神萎靡不振，全身疲乏无力，病情明显较重，我们立即建议患者住院治疗。

这位患者为何皮肤和眼睛都黄了呢？这要从肝脏中产生的一种胆红素说起。虽然称为胆红素，其实颜色是黄色的。胆红素是由肝脏制造的，通过胆管排到肠道里面。也正由于胆红素是黄色的，它排到肠道以后，就会随大便排出体外。因此大家可以看到，大便通常应该是黄色的，如果排到肠道的胆红素少了，或者没有了，大便就会变成白色，这就提示可能生病了。

如果肝脏细胞出现问题，比如患乙型肝炎、酒精性肝炎等时肝细胞出现坏死，使得胆红素从肝细胞中直接释放出来；或者胆管出现问题，如胆结石、胆管阻塞等情况下，胆红素不能顺利地排到肠道里面，这些胆红素就会在我们的体内聚集起来。如果胆红素在体内积聚过多，就会将皮肤、眼白（巩膜）等染黄。因此，肝炎和胆管性疾病是黄疸常见的两大疾病，患者发生黄疸以后一般也会到消化内科或者普通外科就诊。

这位患者，经我们仔细地询问和检查，确定他是没有患肝炎或者胆管的疾病。那么究竟是何原因引起这位患者的黄疸呢？经过进一步检查，发现他有明显的贫血，血色素降到了 47 g/L（克/升）（正常男性应在 130 - 170 g/L 左右），再经过其他相关的检查，我们确诊这位患者患了"溶血性贫血"。

那么，什么是溶血性贫血？为何溶血性贫血会导致严重的黄疸呢？

所谓贫血，就是我们体内的红细胞少了。红细胞中一个重要的成分是血红蛋白（俗称血色素），血红蛋白的颜色是红色的，这就是我们为何见到血液是红色的原因。如果血红蛋白低于一定的数值，医学上就称为贫血，如 6 个月～6 岁儿童低于 110 g/L，6～14 岁儿童低于 120 g/L，成年男性低于 130 g/L，成年女性低于 120 g/L，孕妇低于 110 g/L，医生就可能诊断为贫血。所谓溶血性贫血，是指红细胞由于某种原因寿命缩短了（红细胞的寿命一般有 120 天），甚至是破裂了，使得血液中的血红蛋白降低了。

红细胞发生破裂、寿命缩短时，短时间有大量的血红蛋白释放出来。血红蛋白中有一种重要的物质称之为血红素，而正是血红素经过我们肝脏细胞的代谢和处理，变成了胆红素，从而通过胆管排泄到大便中的。由此，大家可以明白，大便黄色的成因要经过以下几个步骤：①红细胞内血红蛋白中的血红素进入到肝脏；②肝脏细胞将血红素加工处理成胆红素；③胆红素由胆管排到肠道里面；④胆红素由大便排出。由此可见，除了肝细胞坏死、胆道排泄不畅以外，短时间大量的红细胞破坏，大量的血红素进入到肝脏，产生大量的胆红素，也是会导致黄疸的。

因此，溶血性贫血的两大重要症状就是贫血和黄疸。我们前面提到的这位患者所表现的严重贫血和黄疸，就是由于短时间内血细胞遭到破坏所造成的。

什么原因会导致红细胞破坏而导致溶血呢？主要有两大类原因。一是红细胞本身有缺陷，包括红细胞膜缺陷、红细胞酶异常等，这类主要是遗传因素导致的，一般是在小孩发病；二是红细胞外的原因，大部分成年人主要不是红细胞本身出现问题，部分原因是免疫系统的异常导致的。

免疫系统是我们身体内重要的防护系统，主要防止细菌、病毒等微生物的侵袭，但是免疫系统常常出错，产生了一些破坏我们自身细胞的分子，其中最重要的一类即为抗体。如果产生了针对血液中红细胞的抗体，就有可能破坏红细胞，从而发生溶血性贫血了。

如果发生溶血性贫血，要非常注意治疗方法。如果是免疫系统的异常导致的溶血性贫血，不能盲目输血，因为这时体内存在大量具有破坏红细胞的抗体，贸然输血尤其是大量输血，可能导致大量红细胞急剧破坏，从而引起严重的后果，甚至可造成急性肾衰竭、休克及电解质紊乱等致命并发症。

如果确实是免疫系统异常导致的溶血性贫血，要尽早到风湿免疫科进行正规的免疫抑制治疗，控制好免疫系统，将破坏红细胞的抗体降低，这样才能够从根本上控制好疾病。尤其值得注意的是，在免疫系统控制、疾病平稳后，仍然需要长期应用免疫抑制剂治疗，不可贸然停药，否则疾病有可能反复。

我们祝这位患者健康快乐，也希望有黄疸的患者要注意有没有溶血，如果有的话，要及早到风湿免疫科接受正规治疗。

21. 皮肤为什么"下雪"了？

为什么皮肤上有"雪花"一样的皮屑。这些雪花样的皮屑，界限清楚、形状大小不一，皮屑周围伴有红晕。这些皮屑非常容易脱落，衣服上经常布满一层层的脱屑，而且奇痒，患者苦不堪言。

这个病您说它是病吧，到医院一查，好像除了皮肤的病变以外，其他很少发现异常。因此不少医生也是束手无策，只能对症处理。

其实这个病也是免疫系统异常导致的，这次免疫系统主要攻击的对象是我们的皮肤，尤其是皮肤的角质层。皮肤的角质层细胞是皮肤最外面的一层细胞，平常这些细胞主要产生皮肤的角质蛋白，这种蛋白很结实，可以保护到我们人体不受外界细菌、病毒等的侵犯。平时洗澡的时候，搓一搓会发现有不少污垢被搓下来，这里面除了脏东西以外，还有不少衰老、被更新的角质层细胞。角质层的细胞受到攻击后，死亡速度加快了，就会产生上面所说的"雪花"样的皮疹了。医学称这种病为银屑病，老百姓称之为牛皮癣。（见图 1.2.6）

银屑病比较轻的时候就表现为皮肤的皮疹和脱屑，但是如果严重的话会伴有皮肤感染，有些患者也可能伴有关节炎，称为银屑病关节炎。因为这个病主要是免疫系统的异常活化，攻击我们的皮肤所导致的炎症，所以在治疗上应用抗炎药和免疫抑制剂联合治疗，疗效是非常好的。

但是在这个病的治疗过程中要注意，如果已经伴有皮肤感染的话，则用免疫抑制剂要小心，因为免疫抑制剂削弱了免疫系统对抗细菌、病毒等微生物的

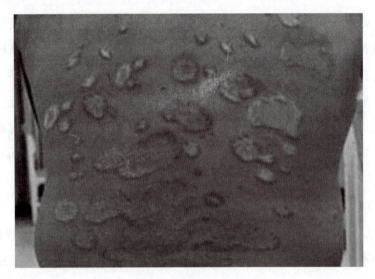

图 1.2.6　银屑病的皮疹

能力，有可能使感染扩散。因此，这时候要先加强抗感染，待感染控制了，然后再用免疫抑制剂治疗就安全了。

还有一种情况，有些患者在治疗的过程中，不进行正规治疗，病情稍好转，就减药甚至停药，这是很危险的。因为这个病若没有得到彻底的控制就停药的话，会导致病情急剧恶化，严重的可导致剥脱性皮炎，这是因为在免疫系统没有得到彻底控制就停药的情况下，免疫系统大面积"反攻倒算"所致。这种情况下是有生命危险的，大家要小心。

22. 皮肤老是过敏但是又查不到过敏源怎么办？

相信很多人都碰到过皮肤过敏的人或者自己曾经有过皮肤过敏史吧！皮肤过敏确实是一个常见的问题。但是，生活中有一部分人皮肤反复过敏又查不到过敏源，这该怎么办呢？

我们一般将容易发生过敏反应和过敏性疾病而又找不到发病原因的情况，称之为过敏体质。那么，什么是过敏呢？简单地说，就是对某种物质过度敏感。当你吃下、摸到或吸入某种物质的时候，身体会产生过度的反应，造成身体的局部组织或器官比如皮肤等出现损伤，或者全身性反应，轻则出现瘙痒、荨麻疹（风疹团）、重则出现休克等，我们把引起这种反应的物质称为过敏源。

通常认为，过敏体质是皮肤过敏发病的主要原因，而饮食、吸入物、气候、皮肤接触到的过敏源等，则是皮肤过敏的诱发因素。但是人们往往容易忽视皮肤过敏的一个本质问题，那就是免疫系统！人为什么会对外界的某一种物质过敏呢？主要原因是这些物质活化了我们的免疫系统，产生了针对这些物质的免疫细胞以及抗体，当我们再次接触到这些物质的时候，免疫系统的细胞和抗体就会与这些物质起反应。免疫系统的"本意"认为这些物质可能对身体是有害的，想通过这种方法尽快将这些物质清除掉。但是没有想到，这个免疫清除过程本身对我们的身体造成了伤害，所以身体就受不了了。免疫系统的一个非常重要的特点是其记性非常好。皮肤过敏之所以反复发作，其根本原因是免疫系统良好的记性。

那么，皮肤过敏反复发作，通常如何治疗呢？首先您要检查过敏源。如果您是幸运的，很快就查到了过敏源，那么及时避开这些过敏源，就可以了，无须特别的治疗。例如，您对牛奶过敏，那么不喝牛奶就可以了；如果有些过敏源您必须接触，也可以进行脱敏疗法。但是医学文献记载的过敏源接近2万种，要想准确地找到过敏源，其难度无异于大海捞针！

目前，对于皮肤过敏的治疗，临床主要采用局部抗过敏药物治疗，但是这些抗过敏药往往只能暂时缓解症状，而且药物副作用大。例如，经常服用抗过敏药会致人困乏疲倦、损害肝肾，而激素更可能导致肥胖、感染、色素沉着、骨质疏松等问题。不少抗过敏药"一用就见效，一停就复发"，长此以往，导致症状不断加重。

那么对于那些反复发作而又找不到过敏源的患者应该怎么办呢？除了上述方法外，我们还有另外一种选择——找风湿免疫科！

皮肤过敏之所以反复发作，其中一个很重要的原因是皮肤中的免疫细胞对于导致过敏的物质具有记性。我们可以通过应用免疫抑制剂，调节免疫反应，减轻或抑制过敏的免疫细胞、记忆细胞的活性，从而从根本上缓解或治愈皮肤过敏。当然，对于风湿免疫病患者，很多人本来就容易过敏，尤其是皮肤过敏，有些甚至是最先出现的表现，一般来讲，此类患者还会伴有其他的症状。这时，我们除了需要治疗皮肤过敏的局部症状，同时还需治疗风湿免疫病本身的症状，标本兼治。

所以当您还在为皮肤反复过敏又查不到过敏源而感到苦恼时，也许，风湿免疫科可以为您解除烦恼。

23. 为何反复出现口腔溃疡要警惕风湿免疫病呢？

口腔溃疡，相信很多人都经历过。大多数时候，大家对其放任不管，因为过不了几天，它就自己好了。偶尔疼得太厉害了，就用些表面喷剂，稍微缓解疼痛症状。我们大多数人对口腔溃疡的认识也仅限于此。

那究竟什么是口腔溃疡呢？它是一种口腔黏膜的疾病，俗称口疮。发作时一般疼痛明显，部分可不治而愈。但是值得注意的是，有时口腔溃疡的发生，提示身体内出现了比较重要的异常情况。

口腔溃疡的病因是什么呢？就目前的研究显示，口腔溃疡的具体原因仍然不明，但是部分患者的口腔溃疡与下列因素有关：①情绪紧张、激动，工作压力大；②外伤、吸烟过多、饮酒过多、食物过敏；③某些维生素缺乏，如$VitB_{12}$、$VitB_2$、叶酸的缺乏；④患有某些感染性疾病，如细菌、病毒的感染；⑤某些自身免疫性疾病。

偶尔一两次的口腔溃疡，可能问题不会太大，但是如果在一段时间内反复发作口腔溃疡，我们就应该警惕了。在风湿免疫病中，很多疾病伴有反复发作的口腔溃疡。风湿免疫病是身体内免疫系统异常导致的一种全身性疾病，有的风湿免疫病会导致很严重的状况，如系统性红斑狼疮、白塞病、混合性结缔组织病等。

红斑狼疮的口腔溃疡多为无痛性，同时伴有皮疹、红斑、光过敏、脱发、关节痛等现象。白塞病的口腔溃疡多为痛性，同时还伴有外阴部的溃疡、眼部的炎症等。因此，如果出现反复的口腔溃疡同时伴有以上症状时，就应该更加提高警惕了，最好到当地的风湿免疫科就诊，确诊是否有风湿免疫相关疾病，并给予正规的治疗，病情才会好转。

溃疡虽小，可别忽视！

24. 为何肌肉没有力气了，连走路都困难？

小明最近双脚没力气了，连走路也困难了；上台阶的感觉就像登山一样，还常常会跌下台阶；常常连抬胳膊的力气也没有，无法洗脸梳头；咀嚼和吞咽也有困难，只能吃软的、喝稀的；声音变嘶哑了，连发出声音都困难了；喝水时也容易呛，水从鼻腔里流出来；头很沉，脖子也没力气，抬头都很困难。

小明究竟怎么了？是得了什么病吗？

小明确实病了，并且从小明的症状来看很可能是得了皮肌炎或者是重症肌无力。那么什么是皮肌炎、重症肌无力呢？

皮肌炎简单来说就是皮肤和肌肉的炎症，具体来说是风湿免疫病的一种，是因为免疫系统紊乱造成的。那么肌肉为什么会发炎呢？和其他自身免疫病的原因一样，主要是因为机体的免疫系统把我们自己皮肤和肌肉组织当作坏人攻击了，所以才会发炎。

那么它的发病特点有哪些呢？皮肌炎可见于任何的年龄和性别，女性的患病率是男性的2倍。皮肌炎经常隐匿起病，患者常常说不清楚具体是什么时间起病的，一般只能说个大概，可以在数周、数月或数年内缓慢进展；极少数患者急性起病，在几天内出现严重肌无力。皮肌炎是一种可以危害多个系统的自身免疫病，不同患者的临床表现是不相同的。在临床上常常会损害以下四种器官。首先是损伤肌肉，常常表现为全身各个部位的肌肉对称性的无力疼痛，表现为抬头困难，吞咽困难，声音嘶哑，发音困难，吃东西的时候食物经鼻孔流出，引起呛咳，抬臂困难，不能梳头和穿衣，上下台阶也困难，蹲下后不能自行站立或从座椅上站起困难，行走困难，甚至出现胸闷、呼吸困难，严重者需用呼吸机辅助呼吸；其次是损伤肺部，可以出现发热、气短、剧烈咳嗽等症状；再次是损伤心脏，出现心慌、胸闷、心律不齐等症状；还有一个经常受累的地方就是皮肤了，患者的皮疹常出现在肌肉发炎之前。皮疹的类型和范围也因人而异，同一患者在不同病期皮疹也可能不同。在一些患者身上皮疹和肌无力可能同时存在，而在另一些患者身上皮疹和肌无力也可能不相关。皮肌炎有各种各样皮肤表现，常常见于手掌、肘部、膝盖等易受摩擦的部位。比较有特点的变化是：眼眶的颜色变深，眼皮有紫色皮疹，眼睛也肿起来了；手掌和脚掌的皮肤也变厚了，开裂了。

那么皮肌炎怎么治疗呢？皮肌炎作为自身免疫病的一种，治疗主要采用激素、抗炎药和免疫抑制剂进行。同时要根据患者的具体症状采取针对性的个性化治疗，这样才能起到最好最有效的治疗效果。随着免疫抑制治疗的出现，皮肌炎的预后不断改善，早期积极治疗的话，一般效果是很好的。因此，早诊断早治疗也十分重要，大家平时肌肉疼痛、肌肉无力的情况，一定要到正规医院的风湿免疫科去诊断和治疗，这样就可以在早期就控制好疾病的发生，而不会累及其他的器官了。

除了皮肌炎会有肌肉无力的症状以外，重症肌无力也会有这种症状。那么什么是重症肌无力呢？又有什么表现呢？

我们平时肌肉要运动其实是一个非常复杂的过程。比如说，我们要拿一个东西，首先大脑要发出"拿东西指令"，然后这个指令要通过我们的神经系统传导到肌肉。神经和肌肉是不同的组织，那么这两个组织之间如何连接呢？这是通过一个叫做"神经肌肉接头"的东西连接的。而重症肌无力时，由于"神经肌肉接头"坏了，大脑发出的指令传递不到肌肉，所以肌肉就动不了了。

那么这个"神经肌肉接头"怎么就坏了呢？经过研究发现，这是由于免疫系统产生了一个抗体，这个抗体破坏了"神经肌肉接头"，因此重症肌无力归根结底是免疫系统的异常导致的，也是一个自身免疫性疾病，临床主要表现为部分或全身骨骼肌无力和易疲劳，活动后症状加重，经休息后症状减轻。

那么它的发病特点有哪些呢？随着病情发展，骨骼肌明显疲乏无力，显著特点是肌无力于下午或傍晚劳累后加重，晨起或休息后减轻，此种现象称为"晨轻暮重"；同时重症肌无力患者伴发胸腺瘤的概率也明显升高。这类疾病的另一特点就是病程呈慢性迁延性，缓解与恶化交替。大多数患者经过治疗可以达到临床痊愈，即患者的临床症状和体征消失，和正常人一样能正常生活、学习、工作，使患者远离疾病困扰；有些患者可能需要一个长时间的缓解期，但患者往往因感染、手术、精神创伤、全身性疾病、过度疲劳、女性生理期前后、妊娠、分娩、吸烟、饮酒、胸腺瘤复发等多种因素而复发或加重病情。因此，重症肌无力症状的反复性也是本病的特点。我们只有正确地认识、了解引发症状反复的诱因，才能采取相应的预防措施并积极治疗，从而避免或减少重症肌无力症状的反复，同时患者也要树立战胜疾病的信心，积极配合医生治疗。

那么重症肌无力怎么治疗呢？重症肌无力作为自身免疫病的一种，主要采用胆碱酯酶抑制剂和免疫抑制剂进行治疗。同时要根据患者的具体症状采取针对性的个性化治疗，这样才能起到最好最有效的治疗效果。重症肌无力患者预后较好，绝大多数患者治疗后能进行正常的学习、工作和生活。

由上面我们可以发现，皮肌炎和重症肌无力这两种疾病都会有肌肉没力气的表现，那么怎么鉴别这两种疾病呢？首先我们可以从疾病的表现上来鉴别，皮肌炎常常会有肌肉疼痛的表现，并且常常会有皮疹的出现；而重症肌无力则主要表现为下午或傍晚劳累后肌无力情况加重，早晨起来后或休息后减轻。其次我们可以采用实验室检查的办法来鉴别诊断，皮肌炎会出现肌酶升高、肌肉活检异常等，而重症肌无力则会有"新斯的明试验"阳性、"乙酰胆碱受体抗体"阳性等特殊的表现。所以这两种疾病并不难鉴别，要弄清楚究竟得了什么病，只要去正规医院，最好去风湿免疫专科做进一步的专科检查就可以确诊了。

目前对这两种疾病的治疗已经有了很大的进展，预后也都很理想，只要尽早明确诊断，早期、规范地进行治疗，应该会康复的。

25. 反复咳嗽有可能是风湿免疫病吗？

咳嗽是我们的呼吸道受到炎症或者异物刺激引起的。人为什么要咳嗽呢？其实，咳嗽是人体清除呼吸道内的分泌物或异物的保护性呼吸反射动作。由于我们的肺是通过气管和支气管与外界相通的，外界的细菌、病毒等很容易通过气管、支气管进入到我们的肺里，因此咳嗽是一个非常常见的症状。我们每个人都有过咳嗽的经历，觉得也不是什么大不了的事情，很多情况下，咳嗽一段时间，自己就好了，或者吃一些药就好了，因此也就没有注意。

但是如果咳嗽几个星期甚至几个月没有好转的话，就要注意了，问题就不是那么简单了。要考虑哪些疾病呢？首先考虑的是有没有慢性感染，最常见的就是慢性支气管炎了，也要排除肿瘤和结核的可能性。不过大家不要担心，对于这些情况，很多医院尤其是大医院呼吸科的医生一般都会想到，会通过各种检查帮您诊断或者排除的。

但是对于一些长期咳嗽，尤其是几个月甚至几年的咳嗽，在咳嗽的时候，痰又不多，在很多医院没有查到病因的患者，可能要注意一下有没有风湿免疫病的可能性。这类疾病由于病因一时难以找到，不少患者病情就拖下来了。由于查不到病因，因此很多患者也仅仅是止咳化痰治疗，效果很不好。

为什么这些病止咳化痰治疗效果不好呢？这是因为没有找对病因，只能"隔靴搔痒"对症治疗。试想，如果是细菌性肺炎，我们该怎么办呢？是不是只是用些止咳、退烧的药物就会好呢？显然这样的治疗是不会好的。这是因为，止咳化痰、消炎退热只能够一时控制症状，但是引起肺炎的细菌还在那里，如果不把这些细菌杀死，肺炎是不会好的，而且任由细菌繁殖的话，还会有生命危险。因此，很多人得了细菌性肺炎，到了医院，医生是一定会用抗生素等药物进行治疗，将细菌杀死的，否则病情不会好转。

对于风湿免疫病，由于它的病因不是细菌或者病毒这些微生物的感染，而是免疫系统的异常活化引起的，所以这类疾病必须通过控制免疫系统才能够从根本上治疗好咳嗽。其实很多典型的风湿免疫病都可能有咳嗽的症状。这类疾病名字列起来可能有一大串，例如系统性红斑狼疮、类风湿关节炎、强直性脊柱炎、多发性肌炎－皮肌炎、干燥综合征、结节病、组织细胞增多症、肺出血－肾炎综合征、特发性肺含铁血黄素沉着症、韦格纳氏肉芽肿、慢性嗜酸粒细胞肺炎等，当然还有很多其他风湿免疫病也可以引起咳嗽，在这里就不一一列举了。

免疫系统的异常活化为何会导致咳嗽呢？这是因为我们的免疫系统是身体的防护系统，主要是打击侵害我们身体的细菌或者病毒等微生物的。我们的肺是用来吸入新鲜的氧气，排出体内的二氧化碳的，因此是通往外界的重要门户。但是在我们呼吸的空气中，经常会有一些细菌和病毒等微生物，这些微生物就通过吸入的空气进入我们的肺里了。大家还记得2003年SARS流行的时候，全国人民都戴口罩的情景吧，就是要防止SARS病毒进入我们的肺里造成感染。

为了对抗这些细菌或者病毒，我们的身体在肺里配备了强大的免疫系统，这些免疫系统的细胞可以产生很多东西，来对抗细菌或者病毒，因此人就不容易感染了。但是免疫系统经常出错，在对抗细菌的时候，把自己肺里面的细胞或者组织当成细菌或者病毒来打击。这个时候，免疫系统干的反而是坏事，即损害肺里的细胞或者组织，就会造成咳嗽。

这种咳嗽有一个特点，就是老是干咳，痰也不多，有的时候还有胸闷、憋气。这是因为免疫细胞所致的炎症不会像细菌一样来势汹汹，病情急剧变化。由于咳嗽不是由细菌或者病毒引起的，因此抗感染的治疗肯定是没有什么效果的。

对于这种肺炎该怎么办呢？还是要针对这个病的病因进行治疗，同时以止咳化痰的对症治疗才会有效的。刚才说过，这个病主要是免疫系统的异常活化引起的，因此我们在治疗的时候，也要针对免疫系统，将这个异常活化的、"不安分"的免疫系统控制住、调整好。而控制免疫系统最好的科室应该是风湿免疫科。

遗憾的是，我们国家的风湿免疫是一个新兴的学科，只在部分大城市的医院有风湿免疫科，在很多县级医院甚至地级市的医院都没有风湿免疫科。这给不少患者的诊治带来不便，使不少患者长期得不到正确的诊断和治疗。因此，建议长期咳嗽、老是治不好的患者，到大医院的风湿免疫科看一下，是不是风湿免疫病引起的，然后再考虑正确的治疗措施。

26. 眼睛干了，点点眼药水就行了吗？

干眼病是眼科一种常见的疾病，也是一个老年性疾病。据美国统计资料，60岁以上的老人15%有干眼病。秋高气爽的季节，是干眼病的高发季节。眼泪是由眼睛中叫泪腺的器官所分泌的，当眼泪分泌减少，或者消耗增多，可以导致干眼病。随着电脑的普及，很多人过长时间地使用电脑，因此年轻人患干眼病也在急剧增加，以白领女性增加最显著，我国大概有3000万人患有干眼病。

虽然干眼病的主要原因有泪腺老化、泪腺分泌功能下降、长期使用电脑等，这些情况可以通过点一些眼药水或人工泪液进行治疗。但是要提醒大家的是，在干眼症中有一个重要的疾病叫作干燥综合征，这个病可不是一般的老化或长时间用眼过度所引起，而是患者免疫系统出现了问题，直接破坏了眼睛中的泪腺，导致严重的干眼症。干燥综合征不但会出现眼干，而且会出现口干，这是因为免疫系统同时破坏了分泌唾液的腺体，严重的还会出现关节、呼吸系统、肾脏系统、消化系统、血液系统和神经系统的改变，因此要加以重视，尽早到风湿免疫科就诊，及时治疗，防止出现严重后果。

什么是免疫系统？为什么免疫系统会破坏我们自己眼睛中的泪腺呢？免疫系统实际上是人体内的一个防护系统，比如当人们患感冒、肠炎、肺炎的时候，免疫系统就启动，并且迅速活化，产生很多的细胞和分子来杀灭这些侵入我们身体里的细菌。因此可以说，免疫系统是身体内的"防卫警察"或者"消防队员"。但是，我们人体内的免疫系统可能在进化上还不是那么完善，很多时候也会出错，错把自己的健康组织当作侵犯的敌人予以杀伤。如果身体的某一个部位的组织或器官长期受到一些病毒的感染，或者经常性的受到损伤，那么这时候免疫系统最容易出错。干燥综合征就是因为免疫系统把自己的泪腺、唾液腺等当作敌人而予以破坏，泪腺、唾液腺的功能降低，眼泪、唾液减少，从而出现眼干、口干的症状了。由于免疫系统是一个全身性系统，其细胞和分子分布在身体的各个器官和组织，因此如果出现干燥综合征，仅仅在局部点一点眼药水就不管用了。因为，全身的攻击细胞和分子有大量的存储，可以源源不断地向眼睛的泪腺或口腔的唾液腺部位运送。此时，一定要全身用药，比如口服或者静脉注射药物才能够有效。

用什么药物治疗干燥综合征呢？目前主要是使用一类叫作免疫抑制剂的药物，这些药物能够将过度活化的免疫系统的功能抑制下来，使得免疫系统攻击自己器官或组织的能力减弱，疾病就好了。但是，有一个问题需要特别注意，到目前为止所研究出来的免疫抑制剂都是广谱免疫抑制剂，它们能够降低免疫系统的功能，使其不能攻击自己的器官或组织了，这是有利的方面；但是它们也有可能降低了我们身体抵抗外来感染的能力。因此，如何拿捏好用药的种类和分量，使得患者的免疫系统既不能产生杀伤细胞或抗体，来损害自己的器官或者组织，又不增加患者的感染，是最为关键的问题。为了做好这方面的治疗工作，很多医院成立了专门的科室即风湿免疫科，来负责临床的免疫抑制治疗。

干燥综合征的预后怎么样呢？其实即使得了干燥综合征也不必害怕，因为目前临床免疫学的发展很快，现在有很多种免疫抑制剂可以选用，而且风湿免疫学专科也已经摸索出一套办法来提高疗效，降低药物的毒副作用，因此绝大多数患者可以做到临床治愈，而不发生感染等并发症。即使对于重症患者，经过正规合理的治疗，也可以控制病情的进展，甚至完全控制病情；有些患者可以大大减少免疫抑制剂的应用甚至完全停用免疫抑制剂。

最后，要提醒的一点是，干燥综合征不是一两次治疗就可以治好的，需要患者与主治医生制订一个长期的随访计划，并认真贯彻执行才能够有很好的疗效。

27. 急性眼痛、视力下降与风湿免疫病有关吗？

俗话说：眼睛是心灵的窗户。眼睛也有可能是风湿免疫性疾病的"窗户"！

事实上，在风湿免疫病门诊或病房，我们经常碰到急性眼痛、视力下降的患者。下面我们就为大家举几个风湿免疫病的例子来说说急性眼痛、视力下降与风湿免疫病的关系吧。

咱们就先拿大家比较熟悉的强直性脊柱炎来说。我们知道，强直性脊柱炎最常见的症状是关节损害，其实除了关节会发生损害外，强直性脊柱炎还有一个最常见的病变，那就是眼睛病变。而且，强直性脊柱炎患者眼睛病变的特点是急性发作，常常单侧发病，症状主要有眼睛痛、流泪、怕光等，也就是咱们这里所提到的急性眼痛、视力下降。如果患者朋友随便到眼科看一下，治疗不及时或者治疗方法不当，时间久了可能就会出现视力下降、视物模糊等症状。

除了强直性脊柱炎以外，白塞病也是一个容易侵犯眼睛的风湿免疫病。这个病的眼睛病变一般发生得比较晚，但是常常两只眼睛都会发病，而且比较严重，如果治疗不当，可导致青光眼、白内障甚至失明。

临床上如果关节炎、尿道炎、结膜炎三个症状同时出现，我们称之为赖特综合征。这也是一种风湿免疫病，这个病引起的眼部病变主要是结膜炎，当然也可出现虹膜炎、葡萄膜炎、角膜炎或视网膜炎等，患者会感到眼睛疼痛、视力下降、眼睛发痒、烧灼及异物感，甚至流脓，严重者可致失明。

还有其他的风湿免疫病，比如复发性多软骨炎，得了这个病，大约有一半的患者眼睛会受到影响；再比如幼年类风湿关节炎，也会引起眼睛的虹膜及睫状体炎症；等等。在这里就不为大家一一列举了。

通过上面给大家所举的几个风湿免疫病的例子，我们可以看出急性眼痛、视力下降与风湿免疫病确实是有很大关系的。那么我们又该怎样预防和治疗呢？

当我们出现急性眼痛、视力下降时，如果眼科治疗效果不佳，应该想到这个病可能不是局限于眼睛的病,而有可能是全身性疾病的眼部表现,风湿免疫病是其中的一大类。应考虑及时到风湿免疫科就诊,查明病因。如确诊是由风湿免疫病引起,那么控制风湿免疫病的病因则成为治疗相关眼病的关键,可在控制风湿免疫病的前提下再针对眼部的病变进行对症治疗,标本兼治。例如,患者出现白内障时需要手术治疗,而患巩膜炎时则需要激素或免疫抑制剂治疗。医生会争取最大限度地保护患者视力,尽量避免眼睛受到进一步损害。另外,风湿免疫病患者应该注意用眼卫生,平时不要过度用眼,可戴墨镜防止紫外线和风沙,并经常进行眼科检查,特别注意不要熬夜,不要过度劳累,保持情绪稳定,均衡饮食与营养,多补充维生素等。

综上可知,眼睛病症与风湿免疫病有很大关系,急性眼痛、视力下降很有可能是风湿免疫病在作祟。因此,风湿免疫病患者平时要注意用眼卫生,合理膳食,劳逸结合,预防眼部疾病的发生。当然,如果患者出现急性眼痛、视力下降,请及时到风湿免疫科就诊。

28. 为何老是拉肚子要看风湿免疫科?

肚子痛、拉肚子我们都经历过,出现这样的情况,我们会觉得是很平常的一件事情,想得最多的应该就是有没有吃错东西,肠子是不是有细菌感染?我们会自己跑到药店买几片黄连素片吃吃,或者是到消化内科门诊开点药,效果往往不错。基于这样的生活经验,我们通常都会认为拉肚子是小事情,没什么大不了的,谁没有一两次这样的情况呢?随便吃点止泻药、抗菌药等就可以改善了,这样可能会有一部分人能解决问题,但也有一部分患者,出现反复的腹泻,在消化科看了好多次,也吃了好多药,就是反反复复,难以痊愈。这个时候,就要注意是不是身体的免疫系统出了问题。

好多人可能会觉得诧异,"拉肚子怎么跟免疫系统扯上关系了?免疫系统也管肠道吗?"我们的回答是:是的,免疫系统确实管我们的肠道,而且肠道里面的免疫细胞算起来还是最多和最强的呢。一直以来,可能大家比较熟悉和容易接受的是,肠道是一个负责消化、吸收的器官,却很少有人了解到,其实肠道也是一个免疫器官。相关研究表明，25%的肠道黏膜由免疫细胞构成，这些免疫细胞和身体其他地方的免疫细胞一样，也可以产生一些免疫球蛋白（也称抗体），消灭细菌、病毒。而且，这些抗体类的物质可以分泌进入肠腔，它们就像国家边界的围栏一样，构成了肠道的第一层防御屏障。另外，肠道黏膜里边还有一些特殊的免疫细胞，这些细胞就好比边防站岗执勤的哨兵，时刻注意着有没有其他国家的人突破围栏，进入我们的国界。这些免疫细胞能够对抗外界病原体的损害性攻击，维持肠道正常的生理功能。另一方面，肠子的功能也会影响到免疫系统。肠腔是消化、吸收营养物质的场所，在这里，我们平时吃的肉、菜，还有许多其他的食物，都被分解成小分子物质，正是这些小分子物质被吸收进人体，供给细胞能量、营养，如果肠子消化、吸收功能不好，老是拉肚子，把原本该消化、吸收的物质全部丢弃了，那么身体的免疫力就会逐渐下降，身体打击细菌、病毒的能力也会慢慢下降，这就好比一个国家的军队作战能力不行，就抵挡不了其他国家的军事入侵。

在了解了肠道与免疫系统的关系之后，我们可能更关心的是，经常肚子痛、拉肚子，会跟哪些风湿免疫病有关系呢？又有哪些相关的症状提示是由免疫系统异常引起的呢？

在临床上，我们常常会遇到这样的患者，"医生，您帮我看看吧，我好难受，老是觉得两侧臀部痛，有时候痛得很厉害，晚上都睡不好，早上起来腰好硬，不灵活，而且还老是肚子痛、拉肚子，这是什么问题啊？"根据我们的经验，这很有可能是骶髂关节有炎症引起的。骶髂关节位于臀部，由两块骨头共同构成，正常情况下，这两块骨头之间存在一条缝隙。如果里边有炎症，就会使得这条缝隙越来越窄，甚至融合，那么就会影响关节活动范围，出现弯腰困难等情况。相关研究表明，肠道炎症是引起骶髂关节炎（或者强直性脊柱炎）以及其他脊柱关节病最常见的原因。这可能是肠道走行与脊柱、骶髂关节位置接近的缘故。

另外与免疫系统关系较大的肠道疾病还有炎症性肠病，这类疾病主要包括克罗恩病和溃疡性结肠炎两种，这两种疾病都可以出现腹痛、腹泻等不舒服，甚至出现血便。好多朋友出现这种情况，往往到消化内科就诊。很多人认为炎症性肠病治一治就会好，后来却发现这个病病程迁延，反复发作，不容易根治。从本质上来说，炎症性肠病也是一种自身免疫性疾病，比如溃疡性结肠炎，就是肠腔里边出现了破损、溃疡，而根本的原因是因为供应这些肠子的血管有炎症，临床上我们称作血管炎。血管发炎后会使得血管腔变小、血流不畅，严重的时候出现血管堵塞。肠黏膜得不到血液的滋养，必然导致黏膜细胞损伤，久而久之就会出现溃疡，引起肚子痛、拉肚子、血便等。

克罗恩病的发病与溃疡性结肠炎类似，也是免疫系统异常引起了肠道慢性炎症，常常累及右侧下腹部（回肠和右半结肠）。患有克罗恩病的患者，经常会出现拉肚子的症状。从免疫学的角度看，拉肚子其实是机体自我保护的表现。因为在这种情况下，肠道有大量炎症因子，通过拉肚子，机体将其稀释排出体外，减少免疫系统过度活化。虽然炎症性肠病主要表现为消化系统症状，但也会出现关节痛、皮疹、口腔溃疡、眼睛疼等肠外表现，而患者往往关注消化系统的表现，忽略了关节疼痛等症状。特别是关节痛，因为症状轻，患者觉得可能是不小心碰了一下而已，没什么事的，这也让接诊的医生忽略了关节的症状，从而导致长期得不到明确的诊断。

也有一些患者会告诉医生："医生，最近不知为什么，也没吃错东西，但肚子疼得厉害，而且拉肚子，还带血，会不会长肿瘤啊？"当我们再仔细追问，就会发现这些患者都反复出现口腔溃疡，甚至出现生殖器溃疡。这很可能就是"白塞病"（Behcet's disease），也叫贝赫切特疾病，是临床上较为少见的风湿免疫病。这种病主要表现为全身血管的炎症，最容易累及口腔及生殖器等部位的血管，导致溃疡的形成，疼痛剧烈，当以消化道为突出表现时，可突发明显的腹痛、腹泻、血便，严重的时候可出现肠穿孔，也叫"肠白塞"。如果自己或者身边的朋友出现口腔、生殖器溃疡，溃疡疼痛剧烈，又出现了肚子痛、拉肚子等症状，请千万别忍着，以为是普通的肠道感染，及时到风湿免疫科和消化科诊治，避免出现肠穿孔，甚至是更为严重的后果。

说了这么多关于与腹泻有关的风湿免疫病，我们就会知道老是拉肚子可能不仅仅和消化有关，还可能与风湿免疫有关，如果在消化科老是看不好的话，就要考虑看一下风湿免疫科了。对于风湿免疫病引起的肠道问题，如果只是简单应用抗生素之类的药物治疗，不仅无法控制腹泻的症状，反而会对正常的肠道菌群产生不利影响，加重病情进展，使得治疗越来越困难。

当然，由于此类疾病主要表现为肠道问题，而本质又是免疫系统出了问题，因此需要多学科互相协作，特别是风湿免疫科和消化内科的相互配合。另外，该类疾病属于慢性病范畴，需要长期治疗，这就要求患者有足够的耐心，千万不能够治治停停，这样不仅省不了钱，还会导致疾病加重。只要早期到风湿免疫科就诊，进行正规的免疫抑制治疗，肠子发炎的老问题（医学上叫作炎性肠病）就不难解决。

（三）检查

29. 为何要反复查血常规、尿常规、肝肾功能？

不少人都有这样的疑问：为什么去医院，医生总是让我反复做血常规、尿常规和肝肾功能这些检查？之前体检都查过了没问题，为什么医生还让我查？医生给我开这些检查有没有用？是不是为了多赚点检查费啊？其实，这些都是大家没有正确认识到血常规、尿常规、肝肾功能的重要性所导致的误解。这些检查不是没有用，而是非常非常重要。检查所花的几十块钱，给您带来的利益可远不止这个价。

首先我们要了解什么是血常规、尿常规和肝肾功能检查。

血常规里面包含了对人血里各种细胞如白细胞、红细胞、血小板等所占数量或百分比的检测。红细胞和血红蛋白的主要功能是运送氧，红细胞或血红蛋白数量降低的话，提示贫血的可能。白细胞在人体内充当一个"警察"的角色，专门对付入侵人体的细菌或者病毒等"坏蛋"；如果我们人体感染了这些"坏蛋"，身体会调动更多的白细胞来对付这些"坏蛋"，检查的时候就会发现白细胞数量相应的增多。相反，如果白细胞数量降低了，人体打击"坏蛋"的能力就下降了，人体就容易出现重度感染等危重情况。而血小板在止血过程中起着重要作用，太高或太低都会影响凝血功能。

尿常规检查里主要看尿液中有没有白细胞、尿蛋白及尿隐血，正常人的尿液中是几乎没有白细胞、蛋白和红细胞的，如果出现白细胞增加、尿蛋白或者尿隐血阳性，提示肾脏或者泌尿道有炎症或者感染，需要医生加以治疗。

肝肾功能是通过检测血液里肌酐、尿素氮、肝酶等，从而间接反映肝脏、肾脏状态和功能。

初次来医院看病的患者，医生在用药之前都会检查血常规、尿常规、肝肾功能这些项目。有患友会问："这些检查，是为了查什么病呢？"在消化或者肾病科，可能是为了看您有没有肝肾方面疾病。而这些项目对风湿免疫科的医生来说，用于指导治疗的意义大于用来诊断疾病。

我们知道，几乎所有的药物都是通过肝脏、肾脏代谢，如果您的肝脏、肾脏本身就不太好，医生不知道这些情况，而按照常人一样给予治疗的话，可能会加重您肝脏、肾脏的负担，导致肝肾功能损害加重。所以，风湿免疫科医生要确定服药之前，首先要了解您的肝肾功能、血细胞数量状态，然后针对检查结果，为您选择合适的药物，或者在免疫抑制剂使用的同时加用保护肝脏、肾脏的药物，以便在安全的前提下，达到好的治疗效果。

在风湿免疫科，还有一个特殊的问题，就是很多风湿免疫病的患者是需要长期服药的，不少患者需要几个月，甚至几年的药物治疗。这不像有些急性病，只需1～2个星期的药物治疗。而长期用药之后，副作用可能性大大增加。

那么为什么每隔一段时间就要复查血常规、尿常规和肝肾功能呢？那是因为这些指标，就像是我们医生在治疗道路上的"路标"。我们在路上驾车行驶，什么时候直走、什么时候该转弯，都需要相应的路标指示。治病也一样，用药一段时间后，医生在评估治疗效果的同时，更重要的是看药物有没有对患者产生毒副作用。常见的副作用包括红细胞、白细胞降低，提示药物影响了机体的造血功能，导致机体各项功能下降；肝肾功能等不正常，提示药物有损伤肝肾的可能。这时候，医生就要根据具体情况调整药物了。例如肝功能不正常，提示药物损伤了肝脏的可能，医生会停用对肝脏毒性作用较大的药物，根据患者病情改用其他疗效类似但是肝损害小的药物，并适当加用护肝药物等。医生就是这样根据不一样的血、尿常规和肝肾功能检查结果调整用药。所以说这些指标，是医生在治疗道路上的"路标"。如果检查这些指标都正常，那么可以继续服用之前的药物，静待药物起效。

但另一方面，很多患者反映看了药物说明书都不敢服用药物了。"我一看药物说明书，副作用太大了，被吓着了，所以不敢吃。"很多患者朋友这样说。当然，"是药三分毒"，用药谨慎是对的，但是过分担心，不敢用药而耽误治疗就不好了。其实，医生用药也如厨师炒菜一样，需要把握好用量，才能达到效果好、副作用小的目标。比如，盐这个东西，有没有毒性？可能很多人会说："盐应该是没有毒性的呀，因为我们每天都吃盐的呀。"其实，这种观点是错误的，因为盐吃多了，是会引起高血压的。因此，很多人到了心内科或者肾内科就诊的时候，医生经常会嘱咐"吃淡一点"。我们每天吃的饭，其实也是有"毒副作用"的，因为您如果不注意饮食控制的话，很可能会出现肥胖、糖尿病、痛风等疾病。所以，一个药物毒性的大小，除了药物本身的特点外，还与医生如何合理地用药有很大关系。一家五星级酒店的厨师，就能将那些油、盐、佐料、火候拿捏得很好，从而烧出美味的佳肴。就这些佐料来说，放少了，没有味道，但是放多了，人也受不了。临床治病也是如此，虽然药物可能有一些毒性，但是它们能够治病。水平高的医生，就可以通过调配不同的药物，调整不同药物的剂量，达到既能将患者的病治好，同时又能够防止副作用产生的目的。所以大家经常听说"砒霜入药、蛇毒入药"，说的就是这个道理。就拿"砒霜"这个东西来说，这可是一个剧毒的毒物。《水浒传》里，潘金莲毒死武大郎用的就是砒霜。砒霜这个毒物的化学名叫三氧化二砷。现在的研究表明这个东西是个很好的抗癌药，前卫生部部长陈竺院士对此进行详细的研究，发现了其抗癌的机理。所以毛主席说得好，世界上所有的事都要"一分为二"地看待，关键在于我们如何掌握好。这也是为什么我们一直建议患者到正规医院找有经验的医生治疗，强调患者定期到医院检查的原因，不能盲目乱用药。

临床上，我们也常常接诊因长期盲目治疗、不恰当地服用药物，导致病没治好，反而把自己的肝、肾给吃坏了的患者。可见，治疗好疾病是目标，而定期复查血、尿常规和肝肾功能是正确治疗、减少毒副作用的关键。

那么多久复查一次血、尿常规和肝肾功能呢？我们的建议是刚开始治疗时，每2周复查血、尿常规和肝肾功能；如果没有异常，可变为1个月复查一次；复查结果没有异常，可2～3个月复查一次。这里建议最少3个月需复查一次血、尿常规和肝肾功能。

了解了这些以后，患者应积极配合医生工作，自觉定期复查血、尿常规和肝肾功能，以达到安全用药，安全治疗的目的。

30. 为何要查血沉、C反应蛋白？

很多风湿免疫病患者会经常到医院复查。医生往往会让患者抽血检查血沉（简称ESR）和C反应蛋白（简称CRP）。那么为什么患有风湿免疫病的患者要经常检查血沉和C反应蛋白呢？

我们都知道，风湿免疫病最影响血管、关节、皮肤、肾脏等。血管发炎了，累及皮肤就会出现皮疹、紫癜，严重时还会形成坏死、溃疡；累及肾脏就会出现尿中白细胞、红细胞增多，以及蛋白尿、肾功能受损；关节发炎了，就会出现关节肿胀、疼痛。这些表现都提示我们，身体内的炎症厉害了，破坏了相应的组织，从而表现出相应的症状。

但是，有的时候，因为病情比较轻，疾病对很多组织器官还没有构成明显的损害，临床检查的时候，就不容易查出来。这导致一些风湿免疫病患者去了很多医院都没能找到病因。

那么我们要怎样才能在早期发现体内是否有炎症存在？体内的炎症是否有活动呢？抽血检查血沉和C反应蛋白就是一个比较简单的方法。

血沉，全称是红细胞沉降率，指的是红细胞的沉降速度。我们的血液为什么是红色呢，就是因为血液里面有红细胞。如果我们把血抽出来，放在一根管子里，红细胞就会因为重力而往下沉。而单位时间内红细胞下沉的速度，就是医学上所说的红细胞沉降率，简称血沉。

检测血沉的方法有很多，不同医院化验的参考值有小的差异，我们南方医科大学第三附属医院检验科采用的正常参考值为：男性 0～15 mm/h；女性 0～20 mm/h。一般血沉超过正常参考值上限（男性≥15 mm/h，女性≥20 mm/h），就要考虑身体里面是不是有炎症活动或者炎症活动是不是又加重了。

血沉在不同的人体内测得的结果是不一样的，例如男的和女的就不一样，女性血沉一般要比男性快些。人在生病尤其是体内发炎的时候，红细胞会发生一系列的变化，这时候血沉就会加快。一般来讲，炎症越重，血沉越快。

哪些疾病会致血沉加快，需要提高警惕呢？类风湿关节炎、强直性脊柱炎、红斑狼疮、硬皮病等风湿免疫病是最常见的。其他如感冒、肺炎等急性细菌性炎症、结核病、急性心肌梗死等组织损伤及坏死时，血沉会明显增加（注意，心绞痛时血沉变化不大）。另外，恶性肿瘤、慢性肾炎等肾脏疾病血沉也会加快。

需要提醒的是，血沉加快不一定就是患病了。例如，正常人中 12 岁以下的儿童，60 岁以上的老人，月经期、怀孕 3 个月以上的妇女经常可以出现血沉加快，这时就要结合其他情况综合考虑了。

C 反应蛋白（CRP）是一种蛋白质，在炎症发生时，CRP 值往往会明显升高，因此能很好地反映炎症情况和治疗效果。

检测 CRP 的方法也有很多，不同医院检验的参考值有小的差异。我们南方医科大学第三附属医院检验科采用的正常参考值为 0～8 mg/L。如果 CRP 超过了 8 mg/L，就提示体内极有可能存在炎症、感染等情况，需要结合患者的临床表现及其他相关检查结果，综合评估病情。

CRP 检测在风湿免疫病的诊治过程中应用广泛，如在类风湿关节炎、强直性脊柱炎及系统性红斑狼疮等结缔组织病的活动期常有 CRP 明显升高。CRP

值越高，表明疾病的炎症活动越剧烈，个别患者甚至达到 100 mg/L 以上。在疾病得到有效控制或炎症消除时，CRP 值也会相应降低，不少患者可降至正常范围内。当然，如果在炎症再次发生时，已降至正常的 CRP 值再次升高，常常提示疾病又有活动。如果在治疗过程中，复查 CRP 值跟以前相比升高了，表明疾病仍有活动，炎症加重，需要整体评估，及时调整用药。

当然，CRP 值升高，不仅常见于类风湿关节炎、强直性脊柱炎、红斑狼疮、硬皮病等风湿免疫病，其他如长了疖子、有急性阑尾炎等细菌感染、近期做了手术、接种了疫苗，或有恶性肿瘤、心肌梗死、白血病等情况也可以出现 CRP 值升高，这时就要结合其他表现及检查结果综合判断，及时到相关科室就诊。

那么是不是 CRP 值升高，就表示有疾病存在？那也不一定。例如，孕妇的 CRP 值也常升高，这时就要具体情况具体分析了。

值得指出的是，不能仅凭单个指标如血沉或 C 反应蛋白升高，就断定是何种疾病，自行用药。碰到血沉加快、CRP 升高，要提高警惕，及时到风湿免疫科等相关科室就诊，由专科医生结合临床症状、其他相关检查结果等，综合考虑，做出诊断，再对症治疗。

31. 一滴血等于一只老母鸡吗？

有天在门诊出诊，给一位年纪较大的阿婆开完药以后，告诉她定期来抽血复查血常规、肝肾功能。没想到这位患者马上对我说："孙主任啊，我不想抽血检查啦；一滴血要吃一只老母鸡才能补回来啊。你每次检查都抽我两三管血，我要吃多少只老母鸡才能补回来啊！"我听完后觉得既好笑又好气，耐心地和她讲解为什么需要抽血，为何抽两三管血对身体根本没有影响……最后这位患者接受了我们的意见，也似乎明白了她以前想法的错误。

其实有这样想法的患者广泛存在，而广东一带有这样想法的老人家更多。因此我觉得有必要和大家好好谈谈这个问题，真的是"一滴血一只老母鸡"吗？

人体的血液就像地球的江河湖海一样，具有重要作用。在人体内流动的血液，可以把营养物质如氧气、蛋白、能量物质输送到全身各处，保证机体肌肉、骨骼、大脑的正常运作；同时将我们代谢产生的废物二氧化碳、肌酐、尿素氮等收集起来运输到排泄器官，排出体外。而很多疾病，尤其是风湿免疫性疾病，患者的免疫系统或者其他器官出现异常，一般都会在血液中反映出来，医生通过化验患者的血液，就可以分析出得了什么病。

那每次抽血检查对身体、对血液系统有多大的影响呢？还是用数据说话吧：①在正常情况下，人体内的血液总量大约为体重的8%。体重60 kg的成年人，全身大约有5000 mL血液。②经过几十年的研究证明，正常情况下我们志愿献血200 mL对人体是没有任何危害的，人体造血系统能够在很短的时间内就产生足够的血细胞补充到血液系统。③而每次我们抽血检查是2～3 mL/管，就算一次抽5管血总共也就10 mL，相比起5000 mL显得微乎其微。

所以各位病友们，定期抽血是不会影响身体健康的，因此一定要与医生配合好，定期到医院复查，这样才能更好、更安全和经济地进行治疗，不要等到身体不舒服了，不得已才到医院检查。

32. 超声检查对于诊断风湿免疫病有何意义？

超声检查对许多人来说都不陌生，甚至大部分人都做过该检查，但超声检查的原理及用途可能大家还不大清楚。超声检查主要是利用声波反射进行观察。大家可能看见过这样一个现象，湖面的波纹遇到障碍物或者湖岸后会反射回去。超声检查利用的超声波也是这样。当检查时超声探头发出的超声波遇到人体组织后，超声波会反射一部分回来，当机器接收到这些反射波后就会形成相应的图像，这样医生就可以知道人体内的状况，从而做出诊断。超声检查有检查方便灵活、费用低、易重复、无放射性损害等优点。

超声检查可以应用到哪些方面呢？第一，可以对人的头颅进行检查，诊断婴幼儿的脑积水、脑出血、脑内畸形等，成人的脑梗死、脑动脉瘤等。第二，可以对人体一些比较表浅的器官进行检查，诊断甲状腺、乳腺、四肢肌肉关节、皮下病变（像血肿、脓肿、肿瘤等）。第三，可以对腹部器官进行检查，如肝、胆、肠、肾脏及腹水等。第四，可以对女性的子宫、卵巢进行检查和怀孕时进行产检。第五，可以检查心血管疾病，如心脏病、主动脉瘤、四肢静脉血栓等。

那么，超声检查对风湿免疫病有什么意义呢？

首先，我们知道，风湿免疫病是累及全身各个系统、各个器官的免疫性疾病，比较常见的症状有关节肿痛，另外还会影响心、肺、肾、血管，出现胸闷、气促、干咳、多尿、少尿及皮肤红斑、瘀斑、溃疡等症状。根据上面所说，我们知道超声检查可以应用于关节、肌肉、心、肺、肾、血管等的检查，因此，超声检查对诊断风湿免疫病具有重要意义。

针对风湿免疫病比较常见的关节疼痛，超声检查可以发现关节内有没有发炎、软骨有没有破坏、滑膜及血管有没有增生、关节内有没有积液等情况，重要的是超声可以在疾病的早期检查出病变，有利于早期诊断、早期治疗，可以有效避免出现关节肿胀、变形、活动受限等晚期表现。另外，高频超声和超声多普勒还可以定量比较滑膜血管的增生程度，用来评价疾病活动情况、观察疗效及预测疾病的进展。

关节超声检查需要超声科装备高频探头和经过严格专业培训的超声医生，而一般的腹部、心脏检查的探头不适用于关节。因此要到专业的医院才能进行关节的B超检查。

心脏超声检查，如超声心动图可以了解是否存在心脏损害。系统性红斑狼疮、类风湿关节炎、多发性肌炎/皮肌炎、硬皮病、大动脉炎、风湿热等均可影响心脏，超声心动图检查不但可以了解心脏各房室和瓣膜的情况，还可以测定肺动脉压力，这对了解肺功能也有很大帮助。

血管超声检查。如对于大动脉炎可以进行以下两种检查：一是血管多普勒超声检查，二是血管造影。而血管多普勒超声检查的优点是无创伤性。风湿免疫病许多自身免疫病可引起大血管病变，如系统性红斑狼疮、白塞病等，此时需做血管多普勒超声检查，了解血管炎是否存在及严重程度，以助于诊断及治疗疾病。另外，自身免疫病引起大血管病变常提示病情严重，医生通过超声检查了解后，可以及时处理，避免产生严重后果。

对于干燥综合征患者，免疫系统主要是损伤人体的唾液腺、泪腺，造成唾液、泪水减少，从而出现口干、眼干。当医生怀疑患者得了该病后，常常会从患者口中取一块组织送去做检查来帮助诊断，这是有创伤的检查，很多患者接受不了。而超声检查既可以检查出唾液腺、泪腺情况，又可避免造成损伤。这里，要提醒大家注意的是，对于一些较早期的干燥综合征患者，唾液腺、泪腺破坏很轻微，超声是检查不出来的，这时还得靠取患者组织行病理检查，帮助诊断。

从上可知，超声检查具有简便易行、患者易于接受、安全、无创、无放射性的优点，对一些疾病的早期诊断有很高价值，同时很适合用于随访和检验治疗效果。超声检查对风湿免疫病的诊断具有很高的价值。

33. 为何我全身明显不舒服，但是好多医院都查不出病？

在临床上经常发现部分患者有这样的经历：虽然觉得全身不舒服，可是到医院一查，医生说：没问题，检查结果都是正常的。我本人曾经碰到这样的患者：患者发烧39℃，去过不少医院，虽然不少医院的医生做了各种各样的检查，但是最后告诉他，"您没有病"。当然这样的回答有些令人困惑，因为发烧本身就提示身体里面一定是有问题的，要不然怎么会发烧呢？但是那些医生也确实穷尽了所有能采取的现代科技手段，就是没能查出病因来。这是怎么回事？发烧或者不舒服应该是有问题的，为什么就查不出来呢？这种情况下可能换一家医院再检查一遍也还是如此，怎么办呢？

（1）全身不舒服有哪些原因？

我们每天保持健康生活、精力充沛，是因为人体各个系统、器官及细胞处于正常运转状态，如果出现异常，人就会不舒服。大体概括一下，全身不舒服可能有三大原因：感染、肿瘤和风湿。感染一般为细菌、病毒或寄生虫等病原微生物侵入人体，出现发烧、流涕、咳嗽、腹痛、腹泻、小便痛等症状，结合抽血及血培养检查结果，绝大部分情况是很容易诊断出来的，而且经过7～14天的治疗，大部分患者的症状很快就会缓解的。肿瘤是一种实实在在存在的异常组织（除血液系统肿瘤如白血病），正常人体内是不应该出现的，所以通过B超、CT或核磁检查，以及血液中的肿瘤标志物检查，而且现在肿瘤方面的早期检查技术越来越多，应该不难确诊，但是风湿免疫性疾病的诊断却不像感染和肿瘤那么容易，尤其是在疾病早期，诊断确实比较困难。

（2）风湿免疫病的诊断为什么困难？

相信大家听过很多人这么说：我经常关节痛，去了好多医院都查不出原因，是不是风湿啊？为什么大家都是查了半天才想到风湿呢？

首先，风湿免疫科是一门新的学科，它在国际上以及国内出现的时间比心血管科、内分泌科等要晚好几十年，所以风湿免疫科这个专科以及从事这个专科的医生非常少，可能在比较大型的三甲医院才会有风湿免疫这个科室，甚至不少三甲医院也没有。而且其他专业的医护人员对这类疾病的了解和认识也不够深入，更不用说一般的老百姓了，这就造成一个局面：大家普遍对这类病了解比较少，所以出现关节痛、面部红斑、反复发作性口腔溃疡等问题时，大家一般不会意识到这是一种风湿免疫病，而且即使长时间反复出现这种情况，不得不去医院检查的时候，也不会去风湿免疫科就诊，但是其他科室医生对这个疾病又不是很了解，对不少症状也会"视而不见"，做了很多别的检查又查不出来。结果不少患者会辗转很多医院、很多科室也没有查到原因，最后才会想到风湿免疫科，甚至有部分患者会选择电视网络推荐的"风湿包治"之类的药来治病，最后耽误病情。所以大家对风湿免疫病的了解较少是造成它诊断困难的一个非常重要的原因。

其次，疾病的早期阶段，症状复杂多变或者症状不明显。比如说，前几天关节痛比较明显，过几天减轻了；这几天脸上出现了红斑，过几天又出现口腔溃疡；有些患者没有明显的症状，只是感到全身不舒服，要是问他到底哪儿不舒服，又说不出来。症状的复杂多变性给诊断造成很大困扰。主要原因是，在疾病的早期阶段，机体产生的自身抗体不是很多，所以对身体的损害也不是很典型。另外，现阶段检验自身抗体这方面的技术也不是很先进，由于早期阶段抗体的量比较少，检查的仪器不够灵敏，所以还是查不出来，只有严重到一定程度才有可能明确诊断。从这方面来讲，还有待于将来开发更加灵敏和准确的检测方法。

最后，造成风湿免疫病诊断困难的原因还有一点，就是因为风湿免疫学是一个新兴学科，卫生行政管理部门在这方面批准的检查项目还比较少。比如，其实机体可能产生了针对自身组织的上百种甚至上千种抗体，可是批准的检查项目很少，只有几十种。所以即使患者有很明显的症状，机体产生大量自身抗体，但是也有可能因为没有针对体内抗体的检查项目造成诊断困难，耽误病情。而新的检查项目的申报有一个漫长的过程，同时卫生行政管理部门又要考虑到费用、医保等各方面的问题，造成好多新的检查项目难以问世。

（3）**查不出来应该怎么办？**

首先，不管是患者还是医护工作者，都要对风湿免疫这个学科有一个比较深入的了解，那么我们对这些症状就不会"视而不见"，也不会因为无知而选择网络、电视、报纸宣传的"包治百病"的药；其次，出现反复发作性关节痛、皮疹、口腔溃疡等症状时，要想到去风湿免疫专科检查是不是有风湿免疫病，而且要找到专业的、有经验的风湿免疫科医生，进行合理的、规范化的治疗；最后，就是患者、医生相互配合，定期随访及调整方案，最重要的是双方都要树立信心，积极乐观，战胜病魔！

如果医院的化验和仪器检查实在查不出来，这时候就需要根据患者的症状和医生的经验做出初步的判断，然后进行治疗。我们有 2/3 以上的患者通过这种方法治好了。但是这时候需要您选择在治疗风湿免疫病方面有经验的医生，在治疗的时候要慎重考虑，经过仔细的检查后，确信没有感染或者肿瘤方面的疾病才可以实施，否则可能会耽误病情。在这种情况下，选择继续观察还是治疗，患者和医生两方面都要非常慎重。

34. 为何医生老是建议查核磁？

很多腰痛、膝关节肿痛的患者来风湿免疫科就诊时，医生评估其病情后，经常会建议患者"做个核磁看看有没有椎间盘突出"、"拍个磁共振看看肿痛厉害的关节有没有问题"，但是大多数患者往往因不清楚"核磁是什么"、"为什么要查核磁"，认为"我就拍个 X 线片、照个 CT 就行了"，以各种原因拒绝做核磁检查，耽误了诊断和治疗。

为了消除患者的疑惑，帮助患者早发现、早诊断、早治疗，下面我们就为大家一一解答相关问题。

(1) 核磁共振是什么？

磁共振成像（MRI），也称核磁共振成像，就是通过仪器发射出来的电磁波与人体内的一种叫"氢质子"的物质发生共振，进而产生信号，经过电脑把这些信号处理、转换成我们平常看到的核磁图像的过程（见图 1.3.1）。这些图像能清楚地显示病变部位及其与周围重要组织间的关系，为临床医生做出疾病诊断和治疗提供直观的依据。

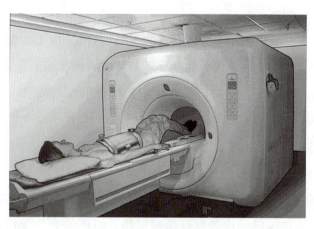

图 1.3.1　核磁共振

(2) 核磁共振有何优势？

不管是拍 X 线、照 CT，还是查 MRI，患者往往最关心的是检查有没有辐射、会不会对身体造成伤害等安全问题。值得注意的是，比起普通的 X 线和 CT，核磁共振是一种更安全、更有效、更准确的影像学检查技术。具体说来有以下几点：

・对人体无辐射损伤。核磁共振不同于 X 线，对人体是没有伤害的。

・成像功能多。负责操作核磁共振仪器的技师可以根据实际需要选择合适的观察平面，选择多种不同成像方式照相。也就是说，核磁能多方面成像，能观察到其他检查技术看不清楚、接近不了的部位。举个例子说，做椎间盘和脊髓的核磁检查时，就可以从横向、纵向、侧面观察，获得一个立体的图像，以准确判断椎间盘是否有突出、是否压迫到脊髓里面的神经；而 CT 只能看清一个个横断面，往往因一层一层扫描而漏掉患病的部位。

・与 CT 相比，核磁对肌肉、血管、关节韧带、滑膜等软组织有极好的分辨力，能敏感地对比出组织中水的多少，清楚、全面地显示肌肉、骨头及关节腔内的细小结构，更有效、更早地发现病变。

・要特别指出的是，核磁共振检查血管有独特优势。核磁共振不需要使用血管造影剂就可以显示出血管的结构，能更早地反映局部血流情况，方便与肿块、淋巴结之间的相互鉴别。

・核磁共振几乎适用于全身各系统的不同疾病，如炎症、肿瘤、创伤、椎间盘突出等病变的检查。正因为如此，风湿免疫病患者如果有关节肿痛或怀疑有血管发炎时，拍片子、做关节彩超检查不出问题的，就需要依靠核磁共振检查进一步明确是否有局部炎症存在。

综上所述，核磁共振成像是对人体没有任何损害的，安全、有效、准确的临床诊断方法。

(3) 核磁共振有何缺点？如何采取必要措施"扬长避短"呢？

虽然说核磁共振对受检者没有辐射损伤，但还是会给受检者带来一些不适。其中最直接的就是噪音大，因为核磁共振仪器在运行过程中会产生各种噪音，可能损害听力，所以在检查前会给受检者戴上耳机，尽量减小噪音危害，同时也能帮助受检者放松心情。

因为核磁共振仪器为强磁场，对铁磁性的物体会有强吸引力，带磁物品可影响检查过程中磁性的均匀性，造成信号不稳定，不利于显示病变部位，所以身上带有金属及铁磁性物品的受检者是不能做核磁共振检查的。这些带磁性的物品不仅包括手机、项链、钥匙、信用卡、硬币、钢笔等，还包括受检者体内的心脏支架、起搏器、节育环、假牙、人工关节，这些都可能是危险因素。其中装有心脏起搏器的患者是严禁做 MRI 的；体内有金属内固定板、人工关节等的患者，不得不做检查时，应严密观察，以防检查过程中金属在高磁场中移动划伤周围大血管和重要组织。进入检查室内的人，不管是患者、家属，还是工作人员，都必须取下身上所有的金属物品，包括有金属纽扣的、拉链的及有图案的衣物（如女性文胸）。

核磁检查过程中，当电磁波聚集在某一部位时，这个部位将收到很强的电磁能量，这些能量可在受检者组织内转化为热量，使组织温度升高。这就是为什么受检者做完核磁后经常觉得很热的原因了。

在检查过程中，临床医生将根据病情需要，决定是否需要注射造影剂，增强对比。在血管里打上造影剂，仍需警惕过敏等不良反应的风险。

很多受检者都会觉得核磁检查偏贵，这主要是因为核磁共振仪器的制造属于"高精尖"技术，现在国内应用的核磁共振仪器都是从国外进口，仪器本身的造价就高，且日常维修成本高，所以核磁检查费用比起胸片、普通的 CT 检查要贵些。由于核磁共振仪器造价高，一般中小医院往往无力负担，所以能查核磁共振的主要集中在三甲医院，而且每个受检者行核磁检查需要 20 分钟至 1 小时，这种"资源少、耗时久"的情况造成了受检者检查前需要预约、等待。

（4）什么样的疾病才需选择做核磁共振呢？

目前核磁共振检查已经是一项很普遍的、相对成熟的检查。它已广泛应用于脊柱、骨骼关节、头颅、胸部、腹部盆腔等部位，可进行多方面扫描；对软组织的分辨率极高，可直接显示血管；对受检者而言，安全、有效、方便。但也有价格高、检查时间长、噪音大等缺点，同时身上有带磁物品时不能进行检查。既然如此,那么什么时候应该选择做核磁共振呢?

·脊柱病变:MRI 对脊柱的肿瘤有较高的诊断价值。显示椎间盘较好,椎间盘分为环形的纤维环和纤维环包围着的髓核,MRI 可以很好地分辨出纤维环和髓核,可以同时显示多个椎间盘突出的情况。虽然在显示骨折或关节脱位上,价值不如常规 X 线或 CT,但 MRI 能观察到是否有脊髓损伤。

·四肢疾患:如果怀疑有骨折,那么应该选常规 X 线或 CT,而在显示肌肉、血管等软组织病变如肿瘤、炎症上,MRI 优势明显。特别是对早期的骨髓发炎,MRI 是一种很敏感的检查方法。同时 MRI 也是股骨头缺血坏死以及膝关节半月板、韧带损伤的首选检查方法。

·头颅疾病:对急性的脑出血、脑萎缩、脑干与小脑病变,MRI 是首选的检查方法。MRI 对脑外伤、脑出血、脑梗死、脑肿瘤的分辨能力与 CT 类似,但在早期的脑梗死和脑肿瘤,MRI 有可能发现 CT 看不到的异常部位。而 MRI 对钙化和脑膜瘤的显示不好。

胸部病变:MRI 能清楚、全面地显示心肌、心腔、心包及心内细小结构,是诊断各种心脏病以及心功能检查的可靠方法。对肺部的检查不如常规 X 线,但 MRI 不用造影剂就可以分辨纵隔内的血管和肿物。

·腹部、盆腔检查:主要用于检查肝、胰、脾、肾等实质器官。对膀胱、前列腺、卵巢等泌尿生殖器官的价值优于 CT;因为 MRI 无辐射损害,所以适合于孕妇和胎儿检查。

由于核磁共振检查费用偏贵,因此不论是临床医生还是受检者自己都要结合实际经济情况,综合评估病情与检查价值,真正地"把钱用在刀刃上"。

希望各位朋友多了解核磁共振的相关知识,消除因不了解而出现的恐惧;更重要的是患者在就诊时,如果医生评估病情和患者自身实际情况后,认为需要进一步查核磁共振,那么就需要患者充分配合,积极完成相关检查,以利于安全、有效地诊断与治疗。

二、专题篇

（一）骨关节炎

35. 骨质疏松，关节发软、发炎，怎么办？

骨质疏松，关节发软、发炎一般称为骨关节炎，又称为退行性关节病或者骨质增生，主要累及两个方面：一个是骨头，一个软骨。主要病理改变为骨质疏松、骨质增生、软骨破坏、骨头与关节的炎症。主要临床表现为关节疼痛、关节肿胀、关节声响、关节僵硬，严重的会发生关节畸形，有些患者甚至走不了路，以至需要换人工关节。该病的发病以老年人为主，尤以绝经后的妇女最为常见。40岁人群中的患病率为10%～17%，60岁以上约为50%，而在75岁以上人群中则高达80%。当然，有些部位的关节炎如膝骨关节炎，也可见于年轻人，主要是因过强运动及不适当的锻炼导致膝关节软骨、半月板及韧带损伤而造成。

骨关节为什么会发炎、疼痛呢？请大家看下面这张膝关节的示意图（图2.1.1），我们以此图为例说明骨关节炎的发病以及治疗的要点，身体里其他骨关节的炎症与此是类似的，大家可以类推。

骨关节炎主要包括三大问题。我们如果紧紧抓住这三个问题以及由此带来的各种困扰，解决这三个问题，骨关节炎并不可怕，而是可防可治的。

第一个问题是骨质疏松。年纪大的人，由于钙、磷或者维生素D的不足，使得骨质疏松，硬度和强度大大减低。骨头变软了，就难以支撑我们身体的重量，骨头负重的关节面骨质因受压膨出而出现"骨刺"或者"骨赘"，就像一

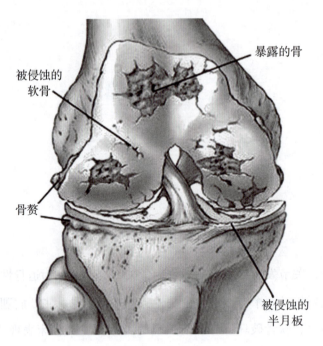

图 2.1.1　膝关节

个拧毛了的螺丝刀。

第二个问题是软骨磨损、破坏、变薄。软骨经过长时间的使用，尤其是有些朋友比较胖，或者经常爬楼梯、爬山，磨损很厉害，有些地方甚至破了，起不到一个软垫的作用。大家知道，两个硬的东西之间放一个比较软的垫子是很重要的，比如水龙头如果没有胶皮垫就拧不紧，就会漏水。而两个骨头之间如果软骨"垫子"坏了，骨头直接摩擦，就会相当痛了。

第三个问题是由前两个问题衍生而来的，而且是患者来看病的主要原因，就是，由于骨刺反复刺激周围组织，或者破损的软骨诱发关节的局部炎症，致使关节疼痛、关节肿胀和关节畸形。

患了骨关节炎怎么办，如何进行治疗，又如何保护关节呢？简单来讲四句话：减负强骨、营养软骨、消炎镇痛、适当运动。

减负强骨是指要减少骨骼的负担，如减轻体重、少爬山、少爬楼梯、少背重物等，以及要强壮骨骼，使骨头变得更加结实。由于骨头的主要成分是磷酸钙，因此大家在补钙的时候不要忘了补磷，如果仅仅补钙而不补磷的话，身体里就会形成碳酸钙的石头，而形成不了磷酸钙的骨头。当然，也要测定一下体内维生素D的量是否合适，如果维生素D不足的话，即使吃了再多的钙片，也吸收不了，到不了骨头，就只是随大便排出了。但有一点要注意，维生素D也不能太多，过头了反而得不偿失，骨头不会变硬，反而有可能变得更软了。

营养软骨是指给一些能够营养软骨的药物，促进软骨细胞的活性，使关节里生成更多的软骨基质，修复破坏、磨损的软骨，如氨基葡萄糖类的药物。另外，还可以给一些关节滑润剂，使得关节在负重的时候对软骨的损伤小一些。

消炎镇痛是广大患者朋友最常使用的治疗方法，因为是炎症直接导致了关节的疼痛、肿胀以及功能障碍，不治疗就不行了，因此不得不到医院去。这时的治疗主要是使用各种消炎止痛药，如西乐葆、扶他林、安必丁等。还有一些药物如云克，既有消炎止痛的作用，又有补磷以及抑制破骨细胞的作用，所以受到广大患者的欢迎，缺点是需要住院打针才行。

适当运动是指关节的运动要恰到好处，适可而止。一些人认为骨关节炎主要是由于劳损、过量运动引起的，为了保护关节便拒绝锻炼身体。也有一些人认为骨关节炎是由于运动少、关节不灵便导致的，所以一定要多爬山、多跑步及多加锻炼。上面两种观点都是不对的。

不同的患者应根据病情的轻重估计自身关节的承受力，本着从小量开始、循序渐进的原则。假如锻炼后出现关节疼痛、不适的情况，应减轻锻炼强度，缩短锻炼时间，及时调整自己的锻炼计划。对于脊柱骨关节炎来说，可以前后、左右地适当活动，比如仰头低头、转动脖子、前伸后仰、左右侧弯等，增加关节的运动范围；对于髋、膝骨关节炎，应选择非负重运动方式，最好是游泳、骑车，酌情选择散步、慢跑，应避免负重、爬山、远行、下蹲起立、跳跃等活动；而对于颈椎小关节骨关节炎的人，游泳是不适合的。

其他可以用一些物理治疗包括针灸、按摩、推拿、热疗、水疗等，主要是通过增强局部血液循环，减轻疼痛和改善关节功能。

综上所述，骨关节炎疾病，累及骨和软骨两个方面，存在骨质疏松、软骨磨损破坏和局部炎症等三大问题,有减负强骨、营养软骨、消炎镇痛、适当运动等四条对策,大家是很容易记忆的。正确地认识骨关节炎的预防和治疗,以及早期进行专科治疗对于中老年患者来说非常重要。

36. 为何风湿免疫病患者要特别注意防止骨质疏松?

风湿免疫病是一类免疫系统异常所导致的疾病,患者在其疾病的发展以及治疗过程中,往往特别容易发生骨质疏松。因此,医生在治疗风湿免疫性疾病的时候,除了常用的激素和免疫抑制剂以外,还常常给予补钙、补维生素 D3、补磷等治疗。您可千万别小看这些药物,它们虽然不是直接治疗疾病的药物,但是对于防止风湿免疫性患者的骨质疏松很有帮助、很有必要,一定要坚持服用。

为何风湿免疫病患者特别容易骨质疏松呢?这是因为,骨质中的成分主要是钙和磷。在风湿免疫性疾病的治疗过程中,常常会给予激素治疗,而激素就是一个会使骨质疏松的"元凶",激素能抑制小肠对钙、磷的吸收,增加尿中钙排泄而引起继发性甲状旁腺功能亢进症,甲状旁腺素(PTH)分泌明显增加,持续的 PTH 水平增高可使得骨质疏松。

科学家们发现,如果应用强的松的剂量大于每天 5 mg,用药时间超过 3 个月,就有可能导致骨质疏松。此时应该注意复查骨质的密度,看看有没有骨质疏松,才开始药物治疗。对于年龄大于 65 岁或以前发生过骨折的患者,如果需要用激素,而且用药时间预计至少 3 个月,则应给予补钙类的药物预防骨质疏松。

当然,也不要谈"激素色变"。有些患者走向了另外一个极端,即因为害怕激素副作用,而偷偷将激素类药物停掉,这是要不得的。首先,激素可能是治疗风湿免疫性的疾病最有效的药物,患者如果不在医生的指导下停用激素,则有可能耽误疾病的治疗,从而得不偿失。有关激素的减量或停药是一个重要的治疗举措,一定要得到医生的许可,再进行调整,那样才是最安全的。只要用药量得当,调整及时,时间控制得好,就可以既达到治疗的效果,又避免其引起骨质疏松的副作用。

另外，骨关节疼痛使得患者减少运动，这也可能进一步加重骨质疏松。因此关节炎的患者，如果能活动还是要加强活动。虽然多晒阳光可以增加维生素 D3 的合成，促进钙的吸收，但是有些风湿免疫性疾病的患者是需要避光的，如红斑狼疮的患者。因此，具体情况患友们在就诊时要向主治医生询问清楚。

37. 老年人有必要检测维生素 D 吗？

人老了，腰驼了，手脚不灵活了，关节容易痛了。为什么呢？原来都是骨质疏松在作怪。

大家知道，人的骨头中最主要的成分是钙，所以现在市面上补钙的牛奶、饼干、保健品比比皆是。但是光吃钙行不行呢？答案是否定的。

因为人吃进去的钙，进入了肠道，能否进入骨头里边还要取决于另外一个重要的东西，这就是维生素 D。维生素 D 来源主要有两个途径：一个途径就是晒太阳，阳光中的紫外线会刺激皮肤的细胞制造维生素 D，另外一个途径是来自食物。但是无论是皮肤里自己造的，还是吃下去的维生素 D 都是没有功能的，都需要我们的肝脏和肾脏进一步加工才能成为真正有活性的维生素 D。

维生素 D 如此重要，有些老年朋友就开始吃含有维生素 D 的保健品如鱼肝油、深海鱼油等，以及含有维生素 D 的药品如阿法骨化醇、罗盖全等。这些对于骨骼的保健当然是好的，但是是否吃这些含有维生素 D 的保健品或者药品越多越好呢？答案仍然是否定的。

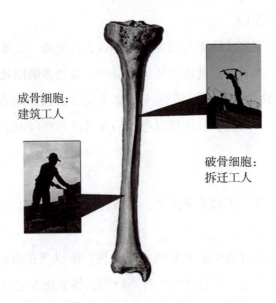

两者拔河，势均力敌，谁也打败不了谁

成人：成骨细胞 = 破骨细胞

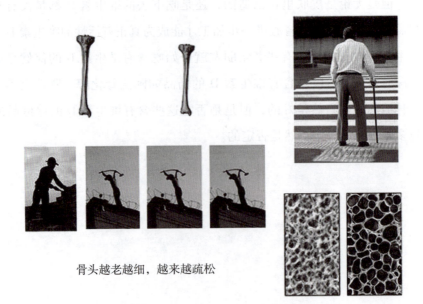

骨头越老越细，越来越疏松

老人：破骨细胞 > 成骨细胞

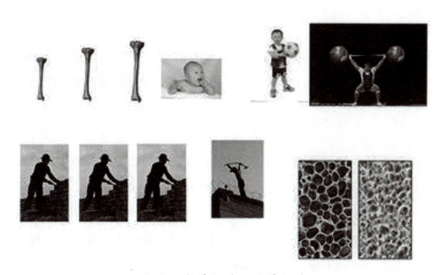

小孩：成骨细胞＞破骨细胞

图 2.1.2　骨骼中的成骨细胞和破骨细胞

因为我们身体里的骨骼是在不断地代谢变化的，而决定骨头是变硬朗或变疏松的关键就是两类细胞：成骨细胞和破骨细胞。

成骨细胞就像一个"建筑工人"，不断地"垒砖砌墙"，使我们的骨骼越来越强壮；破骨细胞就像一个"拆迁工人"，不断地"东凿西敲"，使骨头越来越松。小孩子体内成骨细胞的功能远远大于破骨细胞的功能，所以一个骨骼稚嫩的小孩子会慢慢成长为骨骼强壮的青壮年。而年纪一大，事情就反过来了，骨头里破骨细胞的功能远远大于成骨细胞的功能，所以老年人的骨头也就越来越松了（见图2.1.2）。

现在的研究发现，过量的维生素 D 恰恰增强了破骨细胞的功能，而抑制了成骨细胞的功能。所以，过量地吃含有维生素 D 的保健品或者药品不但不能使您的骨骼强壮，相反可能使您的骨骼变得更加疏松。怎么办呢？

如果我们能够知道体内的维生素 D 是否缺乏就好了。如果缺乏，就给以补充；如果不缺，则不盲目吃那些含有维生素 D 的保健品或药品，这样就可以在防治骨质疏松时，不会因为盲目地补充而产生副作用了，那不就更好了吗？现在不少大医院都可以检测维生素 D 了，我们医院的实验医学中心也是可以检测的。

我们建议患者朋友在应用钙和维生素 D 之前，先进行维生素 D 的检测，开始治疗后，每 3 至 6 个月也检测一次，那样就可以更好地指导临床的治疗。

38. 骨关节炎患者怎样自我锻炼才能保护好关节呢？

骨关节炎是一种慢性关节病，主要是以关节软骨的变性、破坏和骨质增生为特征，又叫做骨关节病、退行性骨关节病和增生性关节炎等。它好发于中老年人，与关节老化、肥胖以及关节的长期不合理使用和不良的生活习惯有关。本病好发于膝、髋、手足部、脊柱等使用较多或受压较大的关节。表现为关节的肿胀、疼痛和活动不便，严重影响中老年人的生活和工作。这个疾病需要药物治疗，但合理的关节肌肉锻炼和改变不良的生活习惯也至关重要。下面是我们对骨关节炎患者合理锻炼的几点建议：

（1）注意合理的关节肌肉锻炼。很多骨关节炎患者因疼痛而不敢活动，其实一定的关节活动锻炼有助于保持关节的活动度。但是运动时我们强调关节需要在非负重状态下进行，这样做既能锻炼到关节肌肉的力量，又不会加重关节的负担。如膝关节的锻炼，大家可以坐下或平躺，小腿做重复、缓慢的踢腿动作，直到肌肉有酸胀感。脊柱的锻炼，大家可以平躺，双手放于身体两侧支撑，然后将腰部、臀部向上拱起，重复数次。如果身体条件允许，还可以尝试难度较高的"拱桥"。平时也可以多对颈部、腰部进行前、后、左、右的摆动和转动，但要注意动作幅度不宜过大。对于手关节，大家可以练习抓、握、捏等动作。

（2）喜欢运动的骨关节炎患者，要选择合适的运动项目，最佳的运动项目是游泳，其次是散步和骑自行车。避免做损伤关节的动作和活动：不宜爬山或爬楼梯，以免加重关节负重；不做"深蹲"、"兔子跳"等动作，减少膝关节损伤；不抬重物，减少脊柱负荷；避免提重物、砍骨头、剁肉等动作，减少手腕关节损伤。

（3）注意减轻体重。肥胖、超重会增加膝、脊柱、髋等负重关节的负荷，因此，对于肥胖尤其是体重超过正常较多的患者，应尽量注意减轻体重。注意关节的保护，需要骑摩托或骑自行车以及户外跑步运动时可佩戴护膝、护腕；注意关节的保暖；选择合适的鞋子，过窄或过松均可损伤足关节，避免穿高跟鞋。

对于早期骨关节炎的患者，大部分可以通过适当的运动锻炼、改变生活方式而得到改善。对于出现关节肿胀、疼痛的患者，应尽早到医院就诊，由经验丰富的风湿免疫科医生明确病因，通过早期的运动、生活指导和药物干预，可以最大限度地控制病情，推迟手术时间或者避免手术，降低致残率。

39. 父母腰痛怎么办？

不少年轻人经常看到他们年迈的父母受腰痛折磨，影响正常生活和工作。那么作为儿女可以为他们做些什么呢？

首先要帮助父母了解腰痛的病因，寻找疼痛的来源，才能对症下药。腰痛的病因是复杂多样的，脊椎、脊椎旁组织、脊髓神经以及内脏疾病均可引起腰痛。常见的病因有腰肌劳损、椎间盘突出、骨质增生、腰椎狭窄、强直性脊柱炎、类风湿关节炎等。儿女要注意了解父母最早出现腰痛的时间，起病的缓急，具体疼痛的部位、性质、程度，以及疼痛的诱因和缓解因素，越详细的描述，就为医生诊断提供越多证据，必要时用纸记录下来，以便求医时能有条理地、快速地让医生了解患者情况。例如，应该了解父母曾经有没有腰部扭伤，有没有长期站立或久坐，是否经常搬运重物，若存在上述扭伤史或长期腰部受力不均，则提示腰痛可能由腰肌劳损、椎间盘突出症所致。如若腰痛在天气变冷或在潮湿阴冷环境工作时诱发，则提示风湿性腰痛。对于腰椎间盘突出症患者，其腰痛常常在咳嗽、打喷嚏和用力大小便时加重。而腰肌劳损多因劳累和活动过多时加重。另外，内脏疾病也能引起腰痛，如泌尿道结石常表现为腰部阵发性绞痛，程度剧烈。肾盂肾炎除腰痛外，还有发热、尿频、尿急、尿痛、血尿等症状。当胰腺、胆囊、胆管等内脏器官发炎时，腹部的疼痛有时会放射至腰部。女性腰痛伴月经异常、痛经、白带过多，则见于宫颈炎、盆腔炎、卵巢及附件炎症。

由此可见，多种疾病均可致腰痛，每种病因的治疗方法又各有不同。很多老人家认为年纪大了，有腰痛很正常，疼的时候吃点止疼药，贴一下药膏就行，没有引起重视。有的老人家，记忆力没有那么好了，有时也说不清楚哪里疼痛，这就需要儿女细心观察，认真记录。还有的老人家因为怕看病花钱，反复腰痛多年也是默默承受，就这样延误疾病的诊断，错过了最佳治疗时机。因此作为儿女应该意识到腰痛的严重性，并且要让父母正视这个问题，及早就医明确诊断。若您的父母腰痛的同时出现了以下症状，则需要立即就医，不能耽误：①腰痛在咳嗽、打喷嚏时加重；②腰痛伴有麻木，并且疼痛或麻木沿着下肢放射；③在睡觉时痛醒；④觉得排尿或排便困难，伴随大小便失禁。到了医院，医生则会根据患者的具体症状和体征综合判断腰痛的可能病因，并安排进一步检查以明确诊断。若考虑为脊椎方面的疾病，则需要 X 射线照片、CT 等检查以明确；若考虑脊髓、神经出了问题，则需要行磁共振检查；若考虑为风湿免疫性腰痛，就需要检查各种风湿免疫指标；若考虑内脏疾病致腰痛，则可能需要做腹部 B 超，血、尿、大便常规等检查。

不少老人家因为长期腰痛，反复发作，影响到正常生活工作，甚至在心理上蒙上一层阴影，认为腰痛不能彻底治愈。其实只要及时明确诊断，及时进行有效的综合治疗，大部分的腰痛是可以治愈，至少可以得到很大程度的缓解。因此我们要帮助父母树立治疗的信心，使他们最大限度地配合医生诊疗。我们关爱父母，要从关爱父母的身体做起，如果您的父母目前正在受到腰痛的困扰，就请您立即行动，和医生一起找出腰痛的病因，解除父母的痛楚。

还有一点要提醒的是，老人家可能怕花儿女的钱，或者耽误儿女的时间而不愿治疗。我们的父辈们真是太好了，他们一生为了儿女，奉献了一切。老了，到了需要儿女照顾的时候，还是一心为儿女着想，不为自己着想。我们曾遇到一位阿婆，老人家得了类风湿关节炎，全身关节痛得很厉害。但是当她的儿子带着她到我们医院看病，得知治疗可能需要一定费用的时候，她说什么也不肯治疗，说关节也不是那么痛，平时贴一贴膏药，忍一忍就过去了。虽然我们尽力做工作，但是她还是头也不回地就回去了。晚上，她儿子半夜起床上厕所，发现妈妈在客厅里走来走去，就问妈妈为什么不睡觉，才知道原来妈妈是因为关节疼痛难忍，无法睡觉，因此就在半夜夜深人静的时候，在客厅走来走去消磨时光。她儿子彻底被震撼了，原来自己对妈妈的关心如此不够，妈妈如此痛苦，儿子还不是很了解，虽然经济上还是不错的，给老人治病绝对没有问题，但是就是平时关心不够，才让老人忍受如此的痛苦。第二天立即带着老人家再次就诊，正规治疗，很快就缓解了。作为儿女，平时工作很忙，晚上回到家可能还要加班，对老人的关心可能不够。因此，对待老人家，不能光听老人家说什么，而是要仔细观察，如果怀疑有什么不对的地方，一定要及时带他们到正规的医院就诊，及早治疗，减轻老人家的痛苦，尽儿女们的一点孝心。

40. 老人家为什么容易跌倒？如何防跌倒？

几乎所有人都有过跌倒的经历，有的是因为自身身体状况欠佳，有的是因为外界环境因素，像地板湿滑、座椅不结实等。年轻人跌倒可能不是什么大的问题，轻的可能就是皮肉疼痛一段时间就没事了。

但是，老年人则不一样，其跌倒有可能导致严重的后果。不少老年人跌倒可能导致骨折，更甚者出现脑血管破裂出血，导致一系列严重的问题，甚至死亡，因此要特别加以注意。

老年人因为衰老导致肌肉、骨骼、神经等的功能退化，使他们的感觉变得迟钝，反应变慢，视力变得模糊，身体的协调功能变差，平衡能力下降，容易跌倒；另外，一些有心脑血管疾病的患者，例如高血压患者，血压控制不好的时候会出现头晕、眼花、天旋地转感，这时候他们多数都站立不稳，容易跌倒；冠心病患者，情绪激动的时候容易出现心绞痛，可能因疼痛难以忍受而跌倒；患有糖尿病长期使用胰岛素的患者，血糖控制不佳的时候，可能会因为低血糖昏迷而跌倒；还有一些长期受病痛折磨的患者，长时间疾病消耗，营养不良，全身肌肉松弛萎缩，贫血，疲乏无力，也会容易跌倒。

除了患者自身因素以外，不良的外界环境也是导致患者跌倒的一大重要因素。例如，室外不平的路面、长有青苔的台阶、迂曲复杂的道路情况等；室内杂乱无章的摆设、湿滑的地板、未固定好或是高度和宽度不合适的床和桌椅、昏暗的光线等；患者衣裤不合身，裤子过长时绊脚，衣物过紧时身体活动度受限，鞋子不合脚，过大、过小以及不防滑都会影响行走；还有，没有合适的、固定良好的晾晒衣物、毛巾的地点及设施等。

在风湿免疫科，来就诊的老年患者最常见的一个症状就是关节肿痛、关节活动受限制，不管是类风湿关节炎、强直性脊柱炎、骨关节炎、骨质疏松、痛风，还是系统性红斑狼疮、系统性硬化、干燥综合征等疾病的患者，他们的双足趾关节、双踝关节、双膝关节、双髋关节、双手指关节、双腕关节、双肘关节、双肩关节等全身关节都可能出现肿痛不适。当关节出现肿痛，特别是下肢关节肿痛的时候，患者坐卧行走等活动会明显受限，关节僵硬活动不开，走路没有力气，像踩在棉花上一样，上楼梯膝关节疼痛，下楼梯双膝"发软"等一系列的问题就接踵而来，而当出现这些问题的时候，患者就容易跌倒。

既然对于老年人容易跌倒的原因有了一定的了解，那我们就可以有针对性地做出相应的预防措施：

·嘱咐老人家提高自身的警觉性，在日常生活中提高对预防跌倒的重视程度。人到了老年，要"服老"，要多读一些有关老年健康的书籍，多参加一些健康讲座或者观看相关的视频，了解老年健康的相关知识，对自己的情况要做到心中有数。子女关心老人家，孝敬老人家的关键，不光是给老人家送烟送酒（烟酒不利于健康，最好少些）、送营养品或者娱乐用品，要多关注老年人健康的特殊需要，特别是健康的知识。有好的书籍或者讲座，要及时推荐给老人家。

·积极治疗身体相关疾病，如类风湿关节炎等风湿免疫性疾病、高血压等心脑血管疾病、糖尿病等代谢性疾病，在医生的指导下规律用药，并定期复查，使关节肿痛等不适减轻，血压、血糖、血脂等得到良好的控制。有不少老人家，有了病不是到正规的医院加以正规治疗，而是能拖则拖，或者迷信偏方、秘方、土方；而病情没有控制好，就容易跌倒。

·保持适当的身体锻炼，延缓神经系统和骨骼肌肉系统的衰老。有条件的可以对反应能力和平衡能力做针对性的训练，如经常用脑（看书、读报、听广播等），多与其他人沟通交流，散步、跳舞及练平衡操等。

·注意居室环境安全，室内光线要充足，夜间起床要开灯，或者将客厅的灯开着；室内物品摆放整齐，不要随意挪动位置，床、椅的高度要以老人坐在床、椅上脚能够着地为合适，床头、床尾固定良好；厕所、洗漱间、浴室需设扶手、防滑垫或使用防滑地板。

·设定固定晾晒衣物的地区及晾衣架，保证地势开阔，地面干净平坦，晾衣架高度适宜。

·嘱咐老人选择合适的锻炼及出门时间，清晨不要在天不亮时就出门去锻炼；晚上天黑了，最好也不要锻炼；不要独自去不熟悉的地方，最好结伴去锻炼。住院患者，要尽早熟悉医院的环境，天黑后尽量少出病房，特别注意行路安全，防止被沟渠、台阶、障碍物绊倒，必要时可随身带手杖，不要登高取物。

·老人家要穿着大小长度合身的衣物，裤腿角要利索，鞋子防滑合脚。多穿布鞋、波鞋，少穿凉鞋、皮鞋，鞋底要能够防滑。有些老人家，鞋子穿了很久了，鞋底都磨平了，不能防滑，需要及时换新鞋。

·一旦老人家出现跌倒，最好及时到医院检查，评估患者受伤程度，及时处理，切不可麻痹大意。跌倒是导致老年患者骨折受伤的一大直接原因，给患者自身及其家庭带来沉重的精神及经济负担。老年人大多数有不同程度的骨质疏松，原本坚硬的骨头变得像"泡沫"一样脆弱，轻轻的跌倒就可能导致骨折。所以，为防范于未然，预防跌倒其意义可等同于治疗骨质疏松骨折本身。

特别提醒家里有老人的年轻朋友，建议您仔细读一下这篇文章，对照检查一下，您的父母、爷爷奶奶、姥爷姥姥等，他们有没有足够的防止跌倒的知识，有没有做好跌倒的防护工作，衣服鞋子、屋里屋外的各种设施是否有可能导致老人家跌倒，防护措施有没有做够，等等。

俗话说：家有一老，如有一宝。老人的身体健康是家庭幸福的关键，希望全家老少都要重视老人家的跌倒问题,做好防护,构建一个幸福和谐的家庭。

温馨提示:在此要特别提醒一下年轻的朋友,如果老人家与您一起生活,对老人家要关心到位。您给他们买的衣服、裤子、鞋子等是否合身或合脚。您在房子装修、屋内屋外摆设的时候,有没有考虑到老人家的特殊情况和需求。如果老人家不在身边,您是否能够经常关心老人家的跌倒问题,嘱咐他们采取防范措施。

重要的一点:您自己和老人家们是否有足够的防止跌倒的知识?

(二) 类风湿关节炎

41. 类风湿关节炎,止痛治疗就可以了吗?

人们往往对心、肝、肺、肾这些重要的生命器官关注程度较高,而忽视了关节。实际上关节是我们身体的重要组成部分,身体几十公斤的重量要靠这些关节来承载,而且要几十年甚至上百年如一日。同时,由于关节往往仅有一层皮肤与外界相隔,极易受到外界因素如冷、湿等的伤害。目前全世界有3.5亿以上的人患有各种不同类型的关节炎,在我国就有1亿以上患者。

关节炎有100多种类型,其中最常见的是骨关节炎和类风湿关节炎。前者主要在老年人中发病,除了年龄外,肥胖、过重、关节受伤、糖尿病等也是诱发因素。而类风湿关节炎是一种免疫系统异常引起的疾病。免疫系统是人体的一个防护系统,正常情况下应该只攻击对身体有害的微生物,如细菌、病毒等。而且免疫系统是一个"阴阳平衡"的系统,"阳"是指免疫系统的攻击能力,而"阴"是对"阳"的调节与控制。如果调节失控,免疫系统就会过度激活,"不分青红皂白"地攻击人体自己的细胞,从而发生类风湿关节炎。

关节炎的治疗不是简单的"止痛"治疗。有些人觉得"不痛了,病就好了",其实不然。现在有不少消炎药可以有效地达到止痛的效果,但是关节的破坏依然在持续进行,只不过由于止痛药的作用,关节和骨的破坏患者没有感觉到罢了。就如同我们患肺炎发烧一样，如果只是用退烧药，而不用抗生素将细菌杀死，那么烧暂时退了，以后一定还会复发，因为致病的细菌还在那里，还在攻击我们的身体！因此，对于类风湿关节炎等疾病如果仅仅使用止痛药，而不同时给予一些药物抑制人体的免疫系统，轻则耽误病情，重则造成关节畸形。我们曾经遇到一位患有类风湿关节炎的患者，由于仅仅使用止痛剂而没有用正规的免疫抑制剂治疗，几年间全身的很多关节均发生严重损害，患者需要坐轮椅，而且手指关节和指骨均破坏严重，无法使用筷子或勺子进食，需要别人喂食。由于关节炎的原因众多，治疗方法也有很大的差别，准确的诊断至关重要。因此，建议患者到正规医院的风湿免疫科及早进行准确诊断和治疗，以免耽误病情。

42. 晨起僵硬，警惕类风湿关节炎

天气持续湿冷时，很多人特别是中老年人一觉醒来，感觉全身关节、肌肉僵硬，在活动后关节和肌肉才逐渐伸展开来。这种症状就是俗称的"晨僵"，有可能是类风湿，有此症状并伴有关节肿大的中老年患者不妨去医院让医生帮忙诊断一下。

（1）晨僵原是类风湿关节炎

今年49岁的罗先生，不久前突然出现多关节肿痛，持续性隐痛。特别让罗先生纳闷的是，每天早晨醒来，身体像是绷紧了的弓箭一样动弹不得，有时甚至持续一个小时以上。起初罗先生以为是身体受凉引起的，天暖和了自然会恢复。可是没有想到，后来他发现自己的症状越来越重，甚至自己的双腕变得和平时不大一样了，关节明显突出肿大。罗先生在家人的陪伴下来到医院就诊，经诊断他患的是类风湿关节炎。

晨僵是类风湿关节炎非常突出的一个临床表现。出现晨僵的原因是由于在睡眠或运动减少时，水肿液蓄积在炎性组织中，使关节周围组织肿胀所致。患者活动后，随着肌肉的收缩，水肿液被淋巴管和小静脉吸收，晨僵也随之缓解。

(2) 吸烟、劳累、污染埋下祸根

资料显示，类风湿关节炎患者多发于 30～50 岁的中年女性，我国患病率为 0.32%～0.36%。主要表现为对称性、慢性、进行性关节炎，一般常见的症状除晨僵外，还有关节肿胀，继而造成关节畸形或者强直，最终使受损关节完全丧失功能。

类风湿关节炎是一种全身性疾病，是由于自身的免疫功能出现问题，在风、寒、湿等外界因素的作用下诱发，疾病的发展可造成关节的破坏和功能丧失。导致类风湿关节炎加重的原因有很多，受凉、吸烟、饮酒、作息不规律，以及过度劳累，均会引起免疫系统功能改变，从而导致类风湿关节炎等疾病的发作。此外，食物中的农药、化肥，可直接损害人体的免疫系统。

(3) 防止冷湿诱发发病

该病关键在于做好前期的预防工作。大部分患者发病前或疾病复发前都有受凉、接触冷水等病史，这些因素在本病的发生发展过程中起着重要作用。也就是说，寒冷潮湿的气候和环境可诱发加重病情，应尽量避免。要随时留意气象预报，特别是在春夏之交，要注意防寒和防湿，切忌风吹受寒或雨淋受湿，要保持衣被干燥，及时更换或增减衣物。注意劳逸结合，如果过度劳累，容易产生自身免疫功能障碍。加强锻炼，增强身体素质也是重要的预防措施。此外，还要保持正常的心理状态，精神刺激、过度悲伤、心情抑郁是诱发和加重本病的原因之一。

43. 类风湿因子阳性就是类风湿关节炎吗？

不少患者询问一些有关类风湿因子方面的问题：有关节痛的症状，去当地医院做了一些检查，如类风湿因子、血沉、C-反应蛋白（CRP）等，类风湿因子阳性，能不能诊断患类风湿关节炎呢？

类风湿因子首先是在类风湿关节炎的患者体内发现的，因此被命名为类风湿因子。但这一命名也可能误导了不少人，认为一旦类风湿因子阳性，就可能是患了类风湿或类风湿关节炎；而检查发现类风湿因子阴性，就觉得不是类风

湿关节炎。这种观点对不对呢？要告诉大家的是，仅仅靠类风湿因子阳性与否，并不能诊断是否患了类风湿或类风湿关节炎。

那么什么是类风湿因子呢？它实际上也是人体内产生的一类蛋白质分子，这种分子称为自身抗体，是由身体内的免疫系统产生的。本来这类抗体分子应该针对伤害我们人体的一些外来微生物，如细菌、病毒等，但是由于免疫系统的进化尚不完美，在杀细菌和病毒的时候，往往会产生一些细胞或分子，误伤人体健康的细胞或器官。因此，人们在感染时常常有这类抗体一过性的增高，但当感染过去后，很快会恢复正常。

类风湿因子常常在感染性疾患如细菌、病毒感染的患者，还有一些淋巴细胞疾病的患者体内升高，甚至吸烟也可以导致类风湿因子升高，老年人体内类风湿因子升高的也不少。当然，一些由于免疫系统出现了问题而导致的自身免疫性疾病，如类风湿关节炎、干燥综合征、系统性红斑狼疮、系统性血管炎等患者的体内，类风湿因子也有明显的升高。由此可见，类风湿因子升高的原因有很多，要仔细鉴别，才能做出诊断，而不是仅凭类风湿因子升高这一项指标，就诊断为类风湿关节炎而下药治疗，那样就比较危险了。当然，类风湿因子阴性也不能肯定就没有患类风湿关节炎。

那么，如果在医院或者在体检中发现类风湿因子阳性，应该怎么办呢？第一是不要害怕，要有信心。如前所述，类风湿因子阳性的疾病很多，有些是一过性的，过一段时间就好了，即使真的患了风湿免疫性疾病或其他疾病，根据现在的医疗条件，绝大多数都是可以治疗的，因此对疾病不要害怕，要有信心。第二要重视。这点非常重要，如果查出类风湿因子阳性，表明您的身体什么地方出了状况，要尽快查出病因。有些人工作忙、没有时间，或者自己掉以轻心，或者满足于随便拿一些药控制一下症状，而不去正规医院的风湿免疫科进行检查，这些都是不对的。因为，这样可能将小病拖成大病，可治疗的病演变成难以治疗的病。第三一定要正规治疗。因为风湿免疫病的原因是身体内的免疫系统出了问题，必须使用免疫抑制剂，经过长时间的调整才可能使免疫系统恢复正常。而风湿免疫学是一个新兴的临床医学学科，很多医院即使是三甲医院还没有风湿免疫科，这种状况造成许多患者在其他非风湿免疫科进行治疗。但在一些小的医疗机构，或者在非风湿免疫专科进行治疗时，细节上可能不是那么到位。因此，建议查出类风湿因子阳性的患者尽早到风湿免疫科检查，从而达到早发现、早治疗、早康复的目的。

44. 如何尽早发现并诊断类风湿关节炎呢？

类风湿关节炎是一种最常见的自身免疫性疾病，也是最多发的慢性炎症性关节疾病，全世界大约有1%的人患有此病，其中75%是女性。多数患者为缓慢发病，起初多以全身症状为主，如疲乏、不适或伴有全身肌肉疼痛，随后出现关节症状，如晨僵、关节痛或肿胀。疾病后期导致了关节的损坏，给患者带来了极大的不便和伤害。那么有没有可能及早检测和治疗呢？

抗环瓜氨酸肽抗体（抗CCP抗体）是近年来研究的一种针对类风湿关节炎的高度特异性和早期诊断的新指标，对类风湿关节炎的特异性高达95%。

以前有在明显临床症状的关节炎患者中，常常因为检测不到类风湿因子（RF）而得不到及时的诊断。但是最近的研究表明，类风湿因子阴性患者中，20%~57%能检测出抗CCP抗体。因此，同时检测这两种抗体，有利于提高类风湿关节炎患者检出率。

其实高达70%~80%的患者在疾病早期就在血清和关节液中出现抗CCP抗体，有些患者抗CCP抗体甚至出现在临床症状的很多年以前。诊断越早，合理治疗开展得越及时，效果就越好。因此，抗CCP抗体是一个类风湿关节炎早期诊断的指标。而且放射科拍片的检查结果显示，抗CCP抗体阳性患者出现严重的关节损坏的可能性明显大于抗CCP抗体阴性的患者，这说明它还是预后的重要指标。

目前，除了抗CCP抗体外，还发现了其他抗瓜氨酸/瓜氨酸化多肽或蛋白的自身抗体。尤其是抗突变型瓜氨酸波形蛋白抗体（抗MCV），它和抗CCP一样都可以出现在疾病的早期，对类风湿关节炎诊断具有很高的特异性和敏感性，并且研究表明，抗MCV抗体与RA的预后有相关性。

因此，发现有关节不适时除了检查类风湿因子外，应及早检查抗CCP抗体，以尽早发现并诊断类风湿关节炎，使患者病情早日得到控制，保护关节功能。

45. 类风湿关节炎有哪些特殊的类型呢？

类风湿关节炎是一种常常引起关节破坏畸形的风湿免疫性疾病，主要的发病部位是关节里面的"滑膜"，主要临床表现为对称性、持续性的关节肿胀及疼痛，尤其以两手指小关节最容易出现问题。常常有晨起时手脚僵硬，严重时可能不能拿牙刷刷牙或者拿筷子吃饭等症状，稍做一些活动后可减轻，疾病晚期可出现关节变形，严重影响工作和日常生活。抽血化验可以发现类风湿因子升高、血沉快、C反应蛋白（CRP）高等。该病是风湿免疫科的常见病和多发病，相信广大病友已经对其有了一定了解。但是这种疾病还是比较复杂的，除了典型的类风湿关节炎以外，还有一些不是很典型的情况，这些情况也是类风湿关节炎，只不过表现形式不同罢了，医学上称之为类风湿关节炎的特殊类型。现在向大家简单介绍类风湿关节炎的这几种特殊类型。

（1）未分化型关节炎

该病与类风湿关节炎一样表现为关节肿痛伴有晨起手脚僵硬，但是症状较轻，受累及的关节数较少，一般不超过3个，多数也不表现为对称性，单关节炎常见。各种抽血检查的指标如类风湿因子（RF）、血沉（ESR）、C反应蛋白（CRP）、免疫球蛋白等，异常程度较典型的类风湿关节炎轻，照X线片发现骨质改变也不严重。这类患者诊断上还未达到类风湿关节炎或其他风湿免疫病的诊断标准，可能是某一种疾病的早期阶段，可能随着病情的发展而演变成类风湿关节炎或其他疾病。因此，这类患者需要定期随诊，进行抽血及放射学检查。

（2）血清阴性类风湿关节炎

"血清阴性"就是指血液中类风湿因子阴性，因此血清阴性类风湿关节炎是指类风湿因子检查阴性，但其他临床症状又符合类风湿关节炎诊断标准的一种类风湿关节炎。类风湿因子在类风湿关节炎整个病程中不是固定不变的，有些患者起初类风湿因子阴性，但随着病情的发展演变为类风湿因子阳性，有些患者是经过治疗后，类风湿因子由阳转阴。该病关节肿痛等症状常发生在肩、肘、膝等大关节，较少发生关节畸形。关节外受累的表现，如类风湿结节、皮肤血管炎、雷诺现象等也较少见。该类患者ESR、CRP的升高以及关节破坏也较类风湿因子阳性的类风湿关节炎轻。

(3) **老年发作的类风湿关节炎**

患这个病的朋友，在年轻的时候关节都很正常，没有肿胀、压痛或者晨僵等症状，直至60～65岁才出现关节的症状，这种类风湿关节炎称为老年发作的类风湿关节炎（EORA）。该病与年轻时就开始发作的类风湿关节炎在发病机制、临床表现以及治疗效果等方面明显不同。其发病机制可能是随着年龄的增加，一方面人体的免疫系统发生了变化，免疫平衡被打破，另一方面体内性激素的水平，如雌激素、雄激素、黄体酮等发生变化，也会产生不同于年轻人的情况。与年轻发作的类风湿关节炎相比，该病常常急性起病，伴有明显的体重下降，以大关节受累为主，晨僵、关节活动受限和软组织肿胀较明显。虽然ESR、CRP等疾病活动的指标常明显升高，但类风湿因子常阴性。对于这类患者，常需要进一步检查类风湿关节炎的其他指标，如抗CCP抗体和AKA等以明确诊断。

(4) **血清阴性滑膜炎综合征，也称缓解性血清阴性对称性滑膜炎伴凹陷性水肿综合征**

这个病名字听上去很拗口，但名称已基本概括了其特点。首先，血清阴性的意思是类风湿因子阴性；其次，对称性的滑膜炎也就是对称的关节出现肿胀、疼痛、僵硬；第三，有凹陷性水肿。这个病好发于老年男性，起病突然，1小时至几天之内出现上述症状，且多于6～18个月内缓解，没有遗留关节损害，类风湿因子、抗核抗体等指标阴性。

(5) **回纹型风湿症**

又称反复型风湿症，该病多发于30～60岁之间，以关节红、肿、热、痛间歇发作为特征。关节痛常于午后发作，发病突然，疼痛在几小时至几天达到高峰，可以突然缓解。间歇期无任何症状，发作无明确规律。该病反复发作，但不会发生明显关节损害，一部分患者可发展为典型的类风湿关节炎。

（6）费尔蒂综合征（Felty 综合征）

该病除了有典型的类风湿关节炎症状外，还伴有脾脏增大和白细胞减少，同时常常出现皮肤色斑、下肢溃疡、全身淋巴结肿大、贫血和血小板减少等症状。Felty 综合征患者的关节受累程度比一般类风湿关节炎严重，多有骨侵蚀和畸形。脾大患者可导致贫血和血小板减少；白细胞减少则容易反复发生感染，感染部位以皮肤和呼吸道多见。实验室检查显示，类风湿因子和抗核抗体呈高滴度阳性，免疫球蛋白明显升高。

（7）成人斯蒂尔病

该病特点是以高热、一过性皮疹、关节炎为主要临床表现，伴有肝脾及淋巴结肿大，与 Felty 综合征不同的是该病的白细胞明显增高。患者表现为反复高热，并出现皮疹，皮疹随着热退后消失。关节症状较轻，肿痛也在发热时出现，随热退而缓解，一般不造成骨质和关节破坏。本病早期就可以出现淋巴结及肝脾肿大，转氨酶升高，部分患者可出现黄疸。在实验室检查方面，本病血清铁蛋白明显升高，可高出正常值高限 3～5 倍。该指标对该病诊断和疾病活动性评估有重要意义。另外，该病的抗核抗体、类风湿因子常阴性，若类风湿因子阳性，则提示可能发展为类风湿关节炎。

（8）幼年类风湿关节炎

该病主要是指发病年龄在 16 岁以下，关节炎持续 6 周以上的患者。该病的临床表现多种多样，有些患者可出现反复高热伴寒战、全身乏力、食欲减退、肌肉关节疼痛，并且出现皮疹和关节痛，退烧后以上症状消失；有些则没有发热，仅表现为关节痛。幼年特发性关节炎可能发展为类风湿关节炎、强直性脊柱炎或其他风湿免疫病，部分患者还会出现虹膜炎影响视力。检查示血白细胞、血沉、血清铁蛋白等指标于疾病活动时明显升高，类风湿因子阳性率低，部分患者抗核抗体升高。

类风湿性关节炎的临床表现多种多样，广大患者朋友应该尽量尝试去了解该病。只有这样，才能更好地配合医生进行治疗，最终摆脱疾病的困扰。

46. 为什么类风湿关节炎患者应多加强与风湿免疫科医生的沟通？

类风湿关节炎大家常常称之为"风湿"，是一种常见病、多发病，尤以女性容易发病，因此我们在门诊经常可以看到许多中老年妇女患这种疾病。这种病出现关节疼痛、肿胀，早晨起床后关节不能活动，甚至不能刷牙、端碗、拿筷子等症状，因此很多人非常苦恼。

这种病属于慢性病，许多患者对这种病缺乏正确的认识，在长期的就医过程中，艰难地寻求根治的方法，不少人服用了"偏方""土方"，效果又不好，不仅花费了高额的药费，还错过了治疗时机，延误了病情。尤其令人担心的是，有些患者长期就医没有得到很好的疗效，很容易丧失治疗疾病的信心，有些患者甚至中断治疗，久而久之造成关节的破坏和畸形，严重影响工作和生活。

所以，类风湿关节炎患者应多加强与正规医院的风湿免疫科医生的沟通。通过沟通，患者可以从以下几个方面获益。第一，可获得疾病相关知识，增强战胜疾病的信心和勇气，从而有利于控制疾病的发展，改善生活质量。第二，类风湿关节炎的临床治疗药物主要有糖皮质激素、非甾体抗炎药、免疫抑制剂和生物制剂等，通过加强与风湿免疫科医生的沟通，患者可更多地掌握药物相关知识，了解药物作用效果和不良反应，同时从风湿免疫科医生那里及时获得国内外治疗类风湿关节炎的最新信息，享受最新的医学科研成果，从而能够早期接受更新、更好、更安全的治疗方法，也就更容易做到长期和规范用药。第三，可获得比较全面的居家护理以及康复知识，必要时到专业的康复治疗师那里接受正规的康复治疗。一般说来，类风湿关节炎患者急性期应当注重卧床休息和关节畸形的预防，适当在床上活动关节，保护各关节功能。病情控制后进行各种关节的主动和被动活动及日常生活训练。这些措施对于预防关节活动障碍和畸形，提高患者生活照顾能力，有很好的效果。

47. 为何类风湿关节炎要同时做很多检查项目呢？

在临床上，我们经常遇到怀疑患有早期类风湿关节炎的朋友，医生在给他们开检查单的时候，他们常常存有疑问：为何没有一个统一的指标来判断是否患病，而经常需要同时检查多个项目，比如类风湿因子、隐形类风湿因子、CCP抗体、AKA、APF等，这样不是多花了钱吗？

早期类风湿关节炎，通常指病程少于2年，但也有定为1年、6个月甚至3个月的。也有人将病程小于6个月的称为非常早期类风湿关节炎。早期类风湿关节炎和非常早期类风湿关节炎由于病程短，临床表现不典型，常不能满足风湿免疫病学会修订的类风湿关节炎分类标准。而研究显示，类风湿关节炎患者在发病头3个月内即可出现不可逆转的关节破坏。因此，及早诊断早期类风湿关节炎对于防止骨质损坏和关节畸形至关重要。但是，单个的指标往往不能反映病情，这是因为免疫系统很复杂，在免疫系统发生异常的时候，不是所有的指标都同时升高的，有些指标升高时间早，而有些指标升高时间晚。为了更准确地早期诊断，有必要做如下相应的联合血液检查。

（1）类风湿因子检测。类风湿因子与其病情活动和关节外表现有关，但类风湿因子缺乏特异性，不应将类风湿因子阳性等同于类风湿关节炎，只有75%～85%的类风湿患者血液类风湿因子阳性。类风湿因子可分为IgM、IgA、IgG、IgE等4种类型，其中IgM及IgA型类风湿因子易于检测。目前，大多数医院仍以检测IgM型类风湿因子为主，而由于检测技术复杂及检测流程烦琐，较少医院能够对IgG型类风湿因子进行检测，约50%的IgG型类风湿因子漏检。因此对IgM型类风湿因子阴性的患者应加做IgA、IgG型类风湿因子检测，也即检查"隐形类风湿因子"。

（2）抗环状瓜氨酸抗体（CCP抗体）、角质蛋白抗体（AKA）和核周因子抗体（APF）检查。其中抗环状瓜氨酸抗体水平与类风湿因子同为风湿免疫病学会修订的类风湿关节炎分类标准之一，其对类风湿关节炎的诊断具有很高的敏感性和特异性,并与类风湿关节炎的病情活动和预后关系密切,已成为诊断早期类风湿关节炎、评价疗效和判断预后的标准。近年来,许多学者同时认为,检查角质蛋白抗体和核周因子抗体也可提高对类风湿关节炎的诊断水平。因此,将这些抗体同时检查,大大提高了类风湿关节炎的诊断率,有利于早期控制病情发展,防止关节出现畸形。

(3)血常规检验。因为约30%的类风湿患者患有贫血,检验肝、肾功能及尿常规主要是排除肝脏、肾脏的疾病,同时还可对已使用药物的毒性进行同步监测,防止药物对肝、肾功能损害。

(4)抗核抗体检查。排除系统性红斑狼疮等其他自身免疫性疾病。

另外,检验血沉、补体和C-反应蛋白,也可从侧面对炎症发展程度及治疗效果进行评估。

以上每个检验项目都不是独立的,必须联合检查,而且要由经验丰富的风湿免疫专科医生结合临床症状进行综合分析才能对早期类风湿关节炎进行正确诊断,对早期类风湿关节炎的病情进展进行评估,并选择适合个人的治疗方案。

48. 透析能去除类风湿因子、治疗类风湿吗?

有朋友问:透析能去除类风湿因子吗?能治疗类风湿关节炎吗?答案是不能。为什么呢?

因为透析是靠一个叫做半透膜的东西将血液里面的"脏东西"透出去的。这个半透膜就是一个筛子,只不过这个筛孔比较小,我们肉眼看不见,它将小的东西筛出去,大的东西留下了。这个半透膜能够将水、尿素氮和肌酐等一些小分子的物质透出去,因此对于肾功能衰竭的患者是最管用的,因为肾衰竭的患者,有很多小分子的毒物排不出去,用这个透析的方法就可以排除出去了,因而又叫做"人工肾"。但是这个半透膜不会将身体里边很多的有用大分子的物质透出去,如白蛋白、球蛋白等,否则人就顶不住了。因此,透析是去不掉类风湿因子的,因为类风湿因子等致病性抗体的个头太大了,透析膜孔太小,过不去,只有做"血浆置换"才能去掉类风湿因子等抗体。

血浆置换的原理与透析类似,但是血浆置换的半透膜的"孔"要大多了,除了一些红细胞、白细胞可以挡住之外,很多大分子的物质,包括白蛋白以及类风湿因子等球蛋白包括抗体也可以去掉。但是,由于这些蛋白本身在身体里面是很重要的,所以还要人工补充正常的血浆或者白蛋白,人才能吃得消。但这样一来,价格就非常昂贵,而且要做 3～6 次才有明显的效果,每次可能要 1 万元以上,算起来一个疗程要好几万元。

我们知道抗体、补体以及其他一些大分子是引起自身免疫性疾病的重要分子,因此通过血浆置换的方法是可以将这些大分子去掉的。即使如此,也不是将抗体、补体等去掉了就万事大吉了。因为即使将抗体去掉了,产生抗体的细胞即我们专业上说的"免疫细胞"还在。由于免疫细胞周围抗体浓度的降低,这些免疫细胞会误以为"它们的工作还不够积极",因而会更加卖力地工作,产生更多的抗体。因此,血浆置换这种疗法就只有短暂的效果,因为那些被清除掉的抗体,很快又会被新产生的抗体填满了。

所以对于类风湿关节炎、强直性脊柱炎、红斑狼疮等风湿免疫性疾病,最好的办法,还是坚持正确用免疫抑制剂尤其是生物制剂,控制好这些产生抗体的细胞,才能从根本上解决问题。就像一个地方的水被污染了,只有治理好污染这个水源的工厂,才能从根本上解决污染的问题。

49. 类风湿关节炎患者应如何做好个人护理?

类风湿关节炎是一种严重危害人类健康、致残率很高的自身免疫性疾病,而且是全身炎症性疾病,以女性多见,关节病变呈慢性、对称性、侵袭性和多发性,以手、腕、足等关节受累为主,反复发作,如果没有及时、合理地进行治疗,病情会不断地发展,最终侵犯全身关节,致关节畸形,失去功能,以致残疾。因此,类风湿关节炎必须积极科学应对,抓紧早期治疗,控制中期发展,改善晚期症状。如何防治类风湿关节炎,如何做一个好患者,个人护理至关重要。

类风湿关节炎的患者对自己居住的环境要特别注意。居住的房间最好是向阳的，通风干燥，室内温度保持在18～22℃之间，湿度50%～70%。特别在季节变化和天气变化时，一定要加强自我防护，注意保暖，避免受凉、受寒、受潮。关节要注意保暖，不穿湿衣服、湿鞋、湿袜等。合理选择均衡营养饮食，切勿暴饮暴食，影响机体免疫功能稳定的食物，如虾、蟹等海鲜食品不要过量，忌食辛辣刺激食物，要保证充足的睡眠，因为睡眠可以使受损的关节得到修复，劳逸结合，避免劳累过度，从而保护关节。

疾病的发生和发展与人的精神活动状态有密切的关系。保持精神愉快也是类风湿关节炎治疗的一个方面，神经和内分泌系统对于免疫系统功能的影响是不可低估的。临床经验证明，精神刺激、长期紧张、过度劳累、不良情绪等都会诱发类风湿关节炎并使其恶化。所以要注意遇事不可过于激动或长期闷闷不乐，要善于节制不良情绪，努力学习，积极工作，开阔心胸，愉快生活，进而使身体健康，维持机体的正常免疫功能。风湿免疫病患者要主动学习有关风湿免疫病方面的知识，了解本病的特点，树立与疾病长期斗争的信心。

疼痛的护理要点是遵医嘱用药，定时定量服药，不要同时服用两种以上的非甾体类抗炎药。如果因服用止痛药造成消化道损伤，患者可以适当服用胃黏膜保护药；严重的时候，可以遵循医嘱服用中枢止痛药。如果疼痛严重影响日常生活，应该正确使用辅助工具，避免关节受损，保护关节。

患者要保持稳定良好的心态，正确对待疾病，主动配合治疗，定期到专科复诊，坚持服药，控制疾病的发展，最终生活自理，重归家庭和社会。

（三）强直性脊柱炎

50. 强直性脊柱炎有哪些常见的症状呢？

强直性脊柱炎是一种主要见于青年男性的风湿免疫病，主要的病变部位是脊柱。该病可以使脊柱逐渐变得僵硬，造成弯腰困难，严重的甚至出现驼背，因此对正常的工作和生活都有很大的影响。虽然强直性脊柱炎对身体健康危害很大，但是只要对该病有足够的认识，并且积极配合医生进行治疗，绝大部分患者的病情都可以得到很好的控制，并且患者可以正常地工作和生活。我们熟悉的某个大明星，同样患有强直性脊柱炎。但是他通过改变生活习惯和积极配合治疗后，依旧能够拍电影、出演电视剧，依旧能够在舞台上边跳边唱，外观也和普通人无区别。因此，大家没有必要对强直性脊柱炎感到害怕或者灰心。

该病有明显的遗传倾向，如果家族成员中有强直性脊柱炎患者，那么其他家族成员得病的机会也会增加。大量的研究证明，HLA-B27基因与强直性脊柱炎的关系密切，超过90%的强直性脊柱炎患者HLA-B27阳性。因此对于怀疑强直性脊柱炎的患者，应该检查HLA-B27。但是不是查到HLA-B27阳性就意味着患有强直性脊柱炎呢？那倒不一定，如果没有相关的症状，仅仅是体检时查到HLA-B27阳性时，不要太紧张，因为在HLA-B27阳性的人群中只有大约不到10%的人会患上强直性脊柱炎。

那么出现哪些症状要怀疑强直性脊柱炎呢？最主要的临床表现是，下腰部疼痛、僵硬，以及臀部疼痛，天气变化、夜间和早上起床时比较明显。患者常常因为疼痛而影响睡眠或在夜间痛醒，早上起床的时候因疼痛和腰部僵硬而不能立刻起床，严重时需要翻滚才能下床。我们知道，很多病痛在休息后都会得到一定程度的缓解，但是强直性脊柱炎的一个最重要的特点是休息不能使疼痛缓解，反而活动后症状可逐渐减轻。另外，热水淋浴、泡澡也可以使疼痛缓解。随着病程的发展，疼痛的部位可向上发展至背部、颈部。若病情长时间得不到控制，最后可能出现腰、背、颈逐渐僵直、弯曲，脊椎活动范围逐渐变小，严重者出现驼背、不能直立行走。有些患者还会出现胯部、膝盖、足部、肩部、肘部等地方的疼痛，影响相应关节的活动，严重者则出现相应关节的破坏。有部分强直性脊柱炎患者还会出现一些特征性的表现，如手指或脚趾肿胀、疼痛，形状如同腊肠。当该病影响到眼睛，就会出现视物模糊、视力下降等症状。强直性脊柱炎也与一些特殊的肠炎有关，患者可表现出慢性腹泻、腹痛等症状。

51. 患强直性脊柱炎要做些什么检查呢？

对于怀疑有强直性脊柱炎的患者，医生需要进一步做一些检查来明确诊断。除了 HLA－B27 以外，该病最有诊断意义的检查是骶髂关节 CT 和核磁。因为该病最早侵犯的部位是骶髂关节，就是盆骨和脊椎交界的地方。正常人该关节有一定的间隙，并有一定的活动度。强直性脊柱炎患者的骶髂关节出现炎症和骨质破坏，造成该间隙变窄或消失，最后导致该关节完全融合在一起，影响关节活动。典型的症状加上骶髂关节 CT 或者核磁特征性的表现，诊断强直性脊柱炎并不困难。关键在于大家对该病要有足够的认识，一旦出现以上症状，应该想到该病，并及时求医，早诊断早治疗。

核磁检查是最近几年发展起来的，在强直性脊柱炎的诊断及病情观察的过程中有重要的意义。在强直性脊柱炎的早期，有一些关节滑膜的炎症、骨髓的水肿，这些都属于软组织的炎症。在这个时候，关节的骨头还没有受到影响，因此一般的平片或者 CT 都有可能发现不了异常。但是核磁检查就可以早期发现这些异常，而且这些变化在治疗后也可以好转，因此建议大家要及早做核磁检查。这个检查的缺点是比较贵一些。

目前医学界对强直性脊柱炎的治疗已经有了很好的药物和手段，只要早期积极配合医生进行治疗，绝大部分的患者不会出现脊柱强直、关节破坏。广大的患者朋友需要树立信心，积极面对，最终是可以战胜疾病的。

52. HLA－B27 阳性就会得强直性脊柱炎吗？

小王腰痛几个月了，经常晚上痛得睡不着觉。于是他来到了我们医院看风湿免疫科门诊。经过一番问诊和检查，我建议他抽血检查 HLA－B27。结果出来了，HLA－B27 是阳性。这时我告诉他，他的腰痛可能是强直性脊柱炎引起的，建议做相关的 CT 或做核磁检查等。

"HLA－B27 是个什么东西呢？为何与强直性脊柱炎有这么大的关系呢？HLA－B27 阳性就一定会得强直性脊柱炎吗？HLA－B27 会遗传吗？"小王一

口气问了好多问题，我都一一给他解答了，最后他准备做进一步检查。

在各个不同的医院，像小王一样的患者很多，他们也会有类似的问题想问医生。但是门诊医生们太忙了，没有时间一一解答，因此很多患者带着疑惑离开了诊室。下面跟大家解释一下。

大家都知道，在身体里的血液中有一类细胞叫做白细胞，在白细胞的表面有很多蛋白质分子，其中一类分子叫做 HLA。如果将 HLA 比喻成一个大家族，则在这个大家族中又有好多小家庭，最重要的有 HLA – A、HLA – B 等小家庭。在 HLA – B 这个小家庭中，有一个重要的分子就是 HLA – B27。1973 年，研究人员发现，一个人是否得强直性脊柱炎与这个人的白细胞上有没有 HLA – B27 有关。

现在，我们已经了解到 90% 以上的强直性脊柱炎患者的白细胞上都有 HLA – B27。在不同的种族人群中，HLA – B27 阳性的比例是不同的，同时强直性脊柱炎的发病率也不同。比如印第安人群中，50% 的人 HLA – B27 阳性，其中 12% 的人患强直性脊柱炎；白种人中 4%～13% 的人 HLA – B27 阳性，而该病的发病率约为 1%；黑人中 HLA – B27 阳性者很少，强直性脊柱炎的发病率也很低；中国人 HLA – B27 阳性率约 4.5%，强直性脊柱炎的患病率为 0.3% 左右。因此说，HLA – B27 与强直性脊柱炎的发病有很强的相关性，但是 HLA – B27 在其发病中起什么作用，目前还不十分清楚。

虽然说 HLA – B27 与强直性脊柱炎有很强的联系，但是并不是说 HLA – B27 阳性的人一定就会得强直性脊柱炎。现在已经知道，HLA – B27 阳性的人群中仅 10% 左右的人患强直性脊柱炎。如果认为 HLA – B27 阳性一定会得强直性脊柱炎，显然是不对的。HLA – B27 阳性只是强直性脊柱炎的易发病因素之一。

HLA – B27 是会遗传的。如果爸爸或者妈妈 HLA – B27 是阳性，子女的 HLA – B27 阳性的可能性大大增加，但不是每一个子女的 HLA – B27 都会是阳性的。HLA – B27 终生携带，不会随治疗转阴。阳性的人一辈子都是阳性的，阴性的人一辈子都是阴性的。因此没有必要怨天尤人，更不必到处寻医问药试图使 HLA-B27 转阴。请记住：HLA-B27 阳性并不代表你就一定会患强直性脊柱炎，只是患强直性脊柱炎的机会比 HLA-B27 阴性的大一些而已。

"但是，我在一个医院检查是阴性，怎么到另外一个医院检查就变成阳性了呢？"有的患者有这样的经历。这与检测技术有关，因为目前的检测技术还不能做到百分之百的准确，检测的方法也不同，因此不同医院的检测可能会得出不同的结果。这时候，您就要多去几家医院检查了，最后您会得出一个准确的答案。

（四）红斑狼疮

53. 红斑狼疮有哪些表现？

系统性红斑狼疮（SLE），一个让很多人听着就毛骨悚然的名字，被很多人说成是不治之症，是不死的癌症，是少女的杀手。但是系统性红斑狼疮究竟是一个什么样的疾病？它究竟有多可怕？其实在风湿免疫科医生眼里，系统性红斑狼疮没有什么可怕的，只要进行正规治疗，绝大部分人的病情都可以得到很好的控制，工作、结婚、生孩子都没有问题。

系统性红斑狼疮好发于年轻女性，女男比例 7∶1～9∶1。之所以叫红斑狼疮，是因为该病的主要表现之一就是出现面部的红色皮疹，像被狼咬过一样，所以叫狼疮。但是也有很多患者，发病时候没有皮肤的表现，只有脱发、口腔溃疡或者发热等症状。由于系统性红斑狼疮这个疾病可以影响全身各个系统，所以可能出现各种各样的临床表现。下面就为大家介绍一下系统性红斑狼疮主要有哪些表现。

（1）累及皮肤、黏膜的表现

·皮疹。鼻梁和面部的形状像蝴蝶一样的红色皮疹是系统性红斑狼疮的典型表现。但是很多系统性红斑狼疮的患者还有其他部位的皮疹，比如手足掌面和指甲周围出现红色皮疹、圆盘状的红斑、伴有小疙瘩小结节一样的红斑及网状青斑等。红斑狼疮的皮疹还有一个特点就是一般不会伴随瘙痒。

·口腔溃疡。红斑狼疮患者的另外一个常见表现就是口腔溃疡，俗称烂嘴病。红斑狼疮的患者口腔溃疡经常发作，刚刚长好或者还没有长好，又有新的地方出现了溃疡糜烂，而且长在口腔的任何位置。这种口腔溃疡一般是无痛的或者疼痛很轻的溃疡。

·光过敏。是指红斑狼疮的患者，在强烈的阳光照射下，由于阳光中紫外线的作用，出现皮肤发红继而出现明显的皮疹的表现。正常人晒太阳，可能会皮肤发红、会脱皮，脱皮之后，过几天就修复了。但是红斑狼疮的患者晒太阳时起大量的红色皮疹，反应非常剧烈，皮疹很久都不会好。

·脱发。脱发也是红斑狼疮一个常见表现，红斑狼疮患者，经常在早上起床整理床单时发现枕头上头发很多，梳头掉很多头发，或者随便用手梳理一下头发就在手上留下很多掉落的头发。

（2）累及骨骼肌肉的表现

·关节痛及关节炎。很多红斑狼疮的患者都有关节疼痛的表现，主要是双手的小关节、腕关节及膝关节疼痛。疼痛是游走性的，今天这个关节痛，明天可能就是另外的关节痛。有时候早上起床还有关节硬硬的感觉，要活动活动，才能舒服点。

·肌肉疼痛。也就是肌肉发炎的表现，主要症状就是双手双脚没有力气，走不动也不想走，而且还觉得肌肉有肿胀感觉和压痛感觉。稍微走几步就觉得很累，走不动路。

（3）累及血液和血管系统

红斑狼疮会累及血液系统，出现贫血、白细胞降低，血小板有可能升高，也有可能降低。当患者出现这些情况时要注意，因为很多治疗狼疮的药物也有可能导致血液系统出现类似的变化，这时就要及时就诊，请医生加以仔细鉴别。因为这两种情况的治疗是完全不同的。有一些患者出现血管的变化，严重的可能导致血栓的形成，因此有时医生会做B超或者血管造影等来检查您的血管情况。

(4) 累及肾脏系统

红斑狼疮的患者一般都有肾脏损害，但是早期肾损害没有不舒服的症状，只有尿检的时候，发现尿里面有白细胞、红细胞或者尿蛋白。直到晚期才会有肾功能不全的表现，比如消瘦、乏力等症状。

(5) 累及心脏及呼吸系统

很多红斑狼疮患者也会有胸痛的表现，还有就是出现心前区不舒服的表现。如果红斑狼疮的病情累及肺，出现肺的纤维化，患者还可以有呼吸困难、胸闷气促的症状。

(6) 累及其他系统

比如累及神经系统，可以有头痛、头晕、癫痫、焦虑等症状，累及消化系统，可以有腹痛、腹泻等症状。

其实，红斑狼疮是一个影响全身各个系统的疾病，病情多种多样，千变万化。因此在怀疑有红斑狼疮的患者，或者某些疾病及症状长时间不缓解，特别是有皮疹、口腔溃疡及脱发等症状的时候，就应该考虑到患红斑狼疮的可能性。就需要及时到风湿免疫科就诊，进一步明确诊断。

由于红斑狼疮是一个系统性的疾病，所以对身体危害也很大，需要在风湿免疫科医师的指导下早期治疗，规律治疗，才能够控制病情发展，使病情完全缓解。我们现在对红斑狼疮的治疗，有一整套行之有效的方法，很多患者都有非常好的效果，请大家不要担心。

54. 抗核抗体阳性说明什么？

在临床上，常常遇到一些患者在检查中发现抗核抗体（ANA）阳性，担心自己是不是得了红斑狼疮。那么，ANA阳性到底说明了什么呢？

其实，在我们身体内有一个系统叫免疫系统，这个系统专门产生一些细胞或抗体等对抗外来的细菌或者病毒，防止机体受到这些微生物的感染。但是，有些时候，免疫系统也会产生一些针对自己身体内细胞的抗体，从而引起风湿免疫性疾病。这些抗体种类繁多，其中重要的一类即是抗核抗体（ANA）。很多患者以为抗核抗体是单一抗体，这种观点是不对的。现在，人们把抗体所针对的体内物质称为靶抗原，而 ANA 是一组将真核细胞内各种与细胞核和细胞质相关成分作为靶抗原的自身抗体的总称，名字听起来有些拗口，主要意思就是这个 ANA 很复杂，是由很多不同的抗体组成的。

靶抗原所分布的区域已不仅局限于细胞核，还包括细胞质中的某些核蛋白和核酸等。针对不同的核抗原，身体会产生不同的抗核抗体。在体内的抗体中主要有 5 类，分别称为 IgG、IgM、IgA、IgD 和 IgE。ANA 主要是 IgG，也有 IgM、IgA 和 IgD，但是这些抗体并不会针对某一个器官，或某一个特定的细胞内抗原。到目前为止，已有二十余种抗核内不同成分的抗核抗体被相继发现。

ANA 存在于血清中，也可存在于胸水、关节滑膜液和尿液中。目前认为，ANA 包括五大类，每一类因不同的抗原特性再分为许多亚类，因此称为抗核抗体谱。各种 ANA 在不同的自身免疫病中出现不同的组合，由此成为各种疾病的特征性抗体谱。患者检测出不同组合的抗核抗体，对诊断疾病有非常重要的意义。

在临床实际检测中，首先检测抗核抗体要有一个初筛实验，确定患者血清 ANA 是否阳性，再进一步检测各亚类 ANA。初筛实验一般用间接免疫荧光法检测，间接免疫荧光法是 ANA 检测的标准筛查方法。ANA 的阳性结果可报均质型、斑点型、核仁型、着丝点型等，其不同核型的确定对下一步的检测和临床诊断有重要的参考价值。也可用酶联免疫吸附法检测，但是这一方法不像间接免疫荧光法，不能检测完整的真核细胞靶抗原。

ANA 对很多自身免疫性疾病有重要的诊断价值。ANA 最常见于系统性红斑狼疮和混合性结缔组织病。在类风湿关节炎、干燥综合征、系统性硬皮病等也可出现阳性。并且低滴度的 ANA 可出现在慢性活动性肝炎、结核病、重症肌无力、慢性甲状腺炎等，也可在正常老年人中检出。很多患者拿了检验报告单，不明白各个抗核抗体的核型，但是一般来说，ANA 滴度大于 1：80 阳性者要高度怀疑自身免疫性疾病，而且滴度越高，与自身免疫性疾病的相关性越大。

因此，抗核抗体的初筛阳性并不一定说明就是得了狼疮，而是需要通过抗核抗体谱的检测，以及与身体的其他情况一起经过综合判断才能诊断。患者如果发现抗核抗体阳性也不要慌，可以咨询风湿免疫专科医生，了解这一指标的意义。

55. 什么是抗双链DNA抗体？有何临床意义？

DNA是人类的遗传物质，医学上也叫脱氧核糖核酸，它贮存着人类大量的遗传信息，人们常说的"基因"，就是由DNA组成的。我们人有不同的长相，例如眼睛是双眼皮还是单眼皮、鼻子多高、皮肤是白色还是黄色等等都是由DNA决定的。

DNA由两条单链组成，平常是由两条单链相互缠绕像麻绳一样绞在一起的，因此双链DNA又称为天然DNA。单链DNA一般要将天然的DNA经过变性，将双链DNA解链后才能够得到，因此又叫做变性DNA。

系统性红斑狼疮（SLE）患者可以产生多种针对自身细胞成分的抗体，其中针对单链DNA的抗体叫做抗单链DNA抗体，而针对双链DNA的抗体就叫做抗双链DNA抗体（DS-DNA）。抗单链DNA抗体又称为变性DNA抗体，该抗体在多种疾病及正常人血清中存在，临床诊断价值不大。而抗双链DNA抗体又称为天然DNA抗体，测定这种抗体非常重要，主要有以下几方面的意义：

（1）明确诊断。抗双链DNA抗体是参与SLE发病的主要抗体，其特异性可达90%，是SLE特异性抗体。虽然此抗体偶尔也可以在其他结缔组织患者中出现，但主要还是出现在SLE患者体内，在活动期的SLE患者血液中阳性率可达90%以上。

（2）监测病情。血液中抗双链DNA抗体滴度的增加和降低直接与SLE患者的病情活动程度相关联，病情加重时抗体滴度增高，病情缓解时抗体滴度降低或者转阴，因此可以帮助临床医生判断病情变化，对疾病的治疗有指导作用。

（3）提示肾脏病变。抗双链DNA抗体阳性者往往合并肾脏损害，即狼疮肾炎，而抗双链 DNA 抗体阴性者，则提示肾脏损害较轻。

因此，怀疑患 SLE 的患者或者已经诊断 SLE 的患者都要经常检查抗 DS－DNA 抗体，从而及早诊断疾病或发现病情变化。

56. 红斑狼疮应该怎么治？

这是一位患者朋友在好大夫网咨询孙尔维主任如何治疗红斑狼疮的案例，我们觉得很有代表性，因此发表在这里，希望对大家有帮助（为保持原味，除了个别词外，大部分都保留原样）。

患者：病情描述（发病时间、主要症状、就诊医院等）：当鼻子两旁出现对称的两个大红斑时引起我重视，遂到医院第一次检查并且当时还没有进行任何治疗，结果如下：①胸、肺、肝、心检查完全正常，尿常规及尿沉渣检查正常，血常规检查基本正常，不正常的是单核细胞百分率16.11，淋巴细胞计数0.99，临界的是白细胞计数4.28和红细胞计数4.51，泪流量、角膜荧光染色、腮腺造影正常，血沉2。ANA 1∶1000，主要是斑点型，次要是核仁型，抗心磷脂抗体5.0，抗着丝点蛋白 B 阴性，nRNP 阴性，Sm 阴性，SCL70 阴性，抗 JO1 阴性，抗 dsDNA 抗体阴性，抗核糖体 P 蛋白阴性，抗组蛋白阴性，抗核小体阴性，SSA 和 SSB 都是阳性。②皮肤病理检查即活检内容是角化过度，表皮大致正常，真皮浅中层血管周围皮下脂肪可见不等量淋巴细胞浸润，建议免疫检查考虑 LE。③症状是从鼻子两旁出现对称的两个小圆点，以为是皮肤病，没有重视，4个月期间，逐渐增大为两个大红斑，但是好像不是蝴蝶形，期间运动量比较大，经常日晒，但是一直身体状况良好，没有累及内脏器官，也没有发热、脱发、关节痛等现象，除红斑外没有其他特征，也没有任何不舒服的感觉，直到现在也是这样，因此没有重视。每日服强的松2片，胸腺素肠溶胶囊3片，维 E 3片，维 B6 2片，另外再服中药直到现在。2个多月后红斑消失。现在我的运动量比较大，能进行3000米长跑，一直身体状况良好，没有累及内脏，没有不舒服的感觉，但是如果运动量比较大和经常晒，脸上就容易出现一些不规则的零星的小红点。各项检查和上面的第一次检查基本一样，正常的仍然正常，不正常的和边缘还是这样，没有变好也没有变坏。像这样没有任何内脏器官受损，身体没有任何不舒服的感觉，如上面所描述一些检查异常的，能否被诊断为早期系统性红斑狼疮？您认为应该是什么？

孙尔维：根据您所描述的症状和检查情况来看，应该考虑红斑狼疮早期的可能性大，理由是：您的ANA很高，而且SSA、SSB都是阳性，提示免疫系统已经发生了异常，即体内抗体升高。当然，目前皮疹为主要症状。根据目前世界上的标准，还不能诊断为SLE。但是，如果不积极治疗，以后很有可能发展成典型的狼疮。我希望您：①对此病要高度重视，对疾病要有动态、发展的观点；②尽量减少阳光照射，因为其中的紫外线等对细胞有伤害作用，会导致细胞死亡，这些细胞死亡后会诱发炎症，引起血管炎，这就是为何太阳照射后会诱发皮疹的原因；③除了应用激素外，应加用免疫抑制剂，如来氟米特、羟氯喹等，然后慢慢将激素减量，用免疫抑制剂维持。

患者：孙主任，感谢您的详细回复，并且同时给人树立信心。您是长期从事临床免疫研究的主任医师、教授、博士生导师，中国临床免疫学会副主任委员，中华医学会检验分会临床免疫专家组专家，是国内临床免疫学界公认的具有国际视野、学术水平高、患者口碑好的少数专家学者之一。展望未来，能请您谈谈治疗或者攻克系统性红斑狼疮的趋势、前景如何吗？

孙尔维：谢谢您的提问！您的问题也是我们每天都在思考的问题，也是一个非常大的问题，不可能一下子讲清楚。我想就以下几个方面谈一下自己的粗浅看法，与您探讨。

第一，对"风湿免疫学学科"的认识。我们大家知道，风湿免疫病是一个非常常见的疾病，该病其实是来源于免疫系统的异常，但是这个认识目前也只是我们风湿免疫学界的认识，并未普及到所有的医务人员和寻常老百姓，因此很多医院即使是大型医院也还没有风湿免疫科，有的医院还只叫"风湿科"，主要原因是认为与免疫关系不大。老百姓到了这些医院看风湿免疫性疾病的时候，大多数用的是消炎对症的药物，对应用免疫抑制剂重视不够，因此疗效受到限制。实际上近几十年在国际上对于风湿免疫性疾病的认识已经有了很大的进展。可喜的是国内医学界对风湿免疫性疾病的认识也在加深，风湿免疫专业学科正在越来越多的医院成立，风湿免疫学的专科医生正在迅速增加，我们南方医科大学第三附属医院风湿免疫科的成立正是顺应了这一趋势。据中华风湿免疫病学会统计，10年前我国仅有风湿免疫病专业医生100多人，现在增加到2000多人，而且保持着迅速增加的趋势，估计5～8年的时间应该会增加到6000～10000人。到那时，我们对风湿免疫性疾病的认识将更加清楚，诊疗手段将更加全面，广大患者必将更加受益。同时对于我们风湿免疫性疾病的专科医生来讲，除了负责就诊患者的治疗以外，还要特别关注风湿免疫性疾病相关知识的宣传，向广大老百姓普及风湿免疫性疾病方面的知识，使他们尽快找到正确的医院、正确的科室和正确的医生进行治疗，以免耽误病情。对于我个人来讲，除了注重在学术杂志上发表科学论文外，今后我也会抽时间多写些科普文章，多与患者交流，为风湿免疫学知识的普及尽自己的一分力量。

第二，对红斑狼疮的认识。虽然大家知道红斑狼疮是一个自身免疫性疾病，但对于这个疾病是如何发生的，并没有形成共识，现在虽有很多学说，但是还不能满意地解释。国际上免疫学相关的研究进展很快，但主要是集中在免疫学的理论研究，针对人、取材于人、服务人的临床免疫学相关研究还比较缺乏，同时我国临床免疫工作者的参与程度也不大。其原因与我国的医生大多很忙，研究经费不足，继续教育不够有关。不过最近情况有很大改变，随着我国经济实力的日益壮大，国家在研究的经费上投入更多。我作为免疫学组的临床免疫专家的二审评委参加了2014年国家自然科学基金的评审，国家已经将免疫学尤其是临床免疫学作为资助的重点和倾斜对象，资助率达到23%，比其他学科的15%整整高出8%。我认为，随着我国临床免疫研究经费的增加，临床从业医生的增多，我国的医生在风湿免疫性疾病方面的理论和临床技能必将有一个很大的飞跃，这将造福广大的患者，同时也必将进入世界风湿免疫病学界的先进行列。在红斑狼疮的治疗上，也已经积累了很多经验，有很多狼疮患者可以服用很少的药维持病情的稳定，甚至停药。有些狼疮患者恢复了工作，有的患者甚至工作单位都不知道他患有红斑狼疮,也有的顺利生了小孩。因此,狼疮不再是一个可怕的疾病,而应该是一个"值得重视的疾病"。我本人也在这方面进行了一些研究,提出了自己的一些理论和成果发表在 *Pharmacology & Therapeutics*、*Medical Hypotheses*、*Scandinavian Journal of Immunology*、*Cytokine*、*Frontiers in Bioscience* 等国际杂志上。最近两年我们得到了国家自然基金委员会资助的大约400多万的课题经费,我们将针对这些问题作更多的研究,希望到时有一些发现。

第三,对于免疫抑制剂的认识。免疫抑制剂主要是指激素、环磷酰胺、甲氨蝶呤、环孢素以及最近兴起的生物制剂等。我觉得对于免疫抑制剂要消除几个误解:①对免疫抑制剂恐惧的心理。谈到激素或者其他免疫抑制剂,患者往往不愿用或者即使用了也想尽快减药甚至停药,其实没有必要。因为现在对于免疫抑制剂的认识多了,检测其作用和副作用的手段也多了,关键是自己要重视复查,不要掉以轻心,就不会有那么大的副作用了。②对免疫抑制剂治疗的耐心不够。我们知道免疫系统是一个重要的系统,我们不可能像外科手术那样将患有疾病的免疫系统"切除",而收到立竿见影的效果。临床医生为了最佳的效果和最小的毒副作用,不可能一下子下药很重,而是多种药物联合使用,小心翼翼地调整药物,这样治疗效果就不可能很快,否则的话,药物的副作用会危及患者的生命。因此,一般来说,免疫抑制剂的治疗需要3～6个月,有些患者心急,频繁更换治疗医生,而不同的医生有不同的用药经验和用药习惯,这样就有可能频繁更换药物,而达不到应有的治疗效果。③无所谓或很随意的心理。有些患者抱着无所谓的心理,只要身体没有不适,就不到医生那里去检查。这其实是不对的,临床上有很多疾病当表现出临床症状的时候,病情已经是晚期了,我们就遇到不少尿毒症(没有尿,体内代谢产物排不出去,需要透析治疗)患者,他们往往等到不舒服看医生时,医生即告诉他们肾脏疾病已经不可恢复,需要透析治疗。对于风湿免疫病,很多患者用了一些消炎止痛药后,似乎没有症状了,但其实病情还在发展。红斑狼疮的患者切不可掉以轻心,要与医生一起制订一个随访计划,才有可能很好地控制病情。也有些患者经过一段时间的医疗，对医学知识懂了不少，就认为自己可以随意增加或减少免疫抑制剂的用量。其实，现代社会一个人的力量是渺小的，即使是医生，假若离开医院、离开先进的检查和诊疗设备，也是很难看好病的。所以去医院看病，实际上看的不仅是一个医生，也是他身后的医院、正规医疗团队的技术以及整个现代医疗技术。因此，我建议患者应该规律地到医院复查，切不可轻视这一点。

洋洋洒洒地写了不少，不知道回答了您的问题没有。

患者： 孙主任，看了您的回复我非常感动，越读越有新的认识和感悟，要重视疾病同时也要藐视困难，要树立信心同时也不能掉以轻心。对于我的问题，您完全可以以问题非常大的理由而应付了事，而您没有，却及时详细讲解，看得出您是务实的，有着精湛的医术、高尚的医德。您不但具有强烈的事业心和高度的社会责任感，而且能高屋建瓴，这些正是我们患者的福音和希望。我还有一问题想得到您的解答，SLE（系统性红斑狼疮）、CLE（皮肤型红斑狼疮）、DLE（盘状红斑狼疮）、UCTD（未分化结缔组织病）、MCTD（混合结缔组织病）这五者之间是不是比较模糊，没有绝对的界线？若有，它们主要区别是什么？

孙尔维： 谢谢您！您提出的 SLE、CLE、DLE、UCTD、MCTD 之间是什么关系，如何鉴别，是一个相当专业的问题。总体说来，狼疮是一个全身性的免疫系统异常的疾病。但是，由于起病的原因不同，体内的免疫系统产生的抗体特异性也不一样。如果累及多个系统，一般称为 SLE；如果以皮肤的表现为特点，而全身其他系统的表现不明显，根据皮疹的不同分别称为 CLE 或 DLE。UCTD 主要是发现免疫系统已经有异常，但是还未达到诊断为目前我们已知的某一种风湿免疫性疾病的程度。MCTD 是患者的症状表现为几种风湿免疫病特征的混合。其相互的鉴别有一套专业程序和标准。

我想提醒的是，对于一般非专业人员，如果实在难以弄清这几种不同的 LE（红斑狼疮）相互之间的关系，也不要紧。关键是知道这些病均是免疫性疾病，需要用免疫抑制剂进行治疗就行了。我觉得有皮肤的表现是一个好事，因为它让患者和医生均在第一时间知道身体出现了状况，这样就可以及时就医，及早治疗。相反，对于一些皮肤表现不明显，而以内脏损害为主的患者就要格外注意了，因为疾病可能仍在进展，但是患者没有感觉，若自己不重视复查，就特别容易耽误病情。

57. 红斑狼疮患者为何不能晒太阳呢？

红斑狼疮患者在看医生的时候，医生往往要问：脸上、身上有没有出现过皮疹、红斑？晒太阳后皮疹有没有加重？那么医生为何特别重视红斑狼疮患者有没有阳光照射呢？

因为系统性红斑狼疮患者在晒太阳的时候，阳光中紫外线的照射不但会使患者面部或其他部位的皮疹加重，甚至会使全身症状加重，医学上将这种现象称为"光过敏"现象。光过敏现象是红斑狼疮的一个重要特征，也是红斑狼疮发病或病情加重的一个重要原因。我们遇到一位患者，她的狼疮症状经过医生的治疗已经基本上控制了，可以过正常人的生活，因此医生说她可以结婚。但是，结婚后她有一条没有听医生的，和丈夫去了海边旅游。因为她的丈夫对她不能晒强阳光的情况不太了解，已经买好了票，而她本人新婚碍于面子也没有跟丈夫说这个情况，因此他们去了海边，还泡了海水澡。结果她的面部再次出现皮疹，狼疮复发，回来后不得不再次住院治疗。

为什么狼疮患者对阳光特别敏感呢？这在国际学术界有不少说法，我们课题组在国家自然科学基金的支持下，对此进行了研究，并提出了自己的理论：阳光中的紫外线等对皮肤里面的细胞是有损害作用的，它可以使皮肤里面的细胞发生损伤。对于正常人，这些损伤的细胞很快就被身体内的一种专门负责"打扫卫生"的细胞（称为巨噬细胞）清除掉，然后很快又长出新的细胞，因此正常人在强阳光照射后，会出现脱皮等现象，而不会出现皮疹、红斑等狼疮的症状。但是狼疮患者的巨噬细胞出现了一些障碍，"打扫卫生"的能力减弱了，因此患者在受到阳光照射后，皮肤细胞中的损伤细胞不能够被及时清除，从而这些细胞发生"坏死"，而"坏死"细胞会释放出很多"坏分子"，它们可以使皮肤的血管发炎，因而出现皮疹加重，或出现新的皮疹。同时，坏死细胞还使身体内的免疫系统活性大大增强，这时的免疫系统会产生一系列反应，最后产生一些"坏"东西来破坏自己的细胞，而使得狼疮患者的全身症状加重。我们的这些研究成果发表在国际杂志 *Pharmacology and Therapeutics*，*Medical Hypotheses* 和 *Frontiers in Bioscience* 上，受到同行们的高度重视。

所以红斑狼疮患者应该严格禁止阳光暴晒，平时要做好防护，如戴宽边帽、穿长袖衫、戴墨镜、打伞（最好是材质比较厚，能防紫外线）等，旅游一定要做好充分的准备，即便是阴天也应做好防紫外线的措施，这样就可以健康快乐地生活了。

58. 狼疮患者可以拥有一个可爱的宝宝吗？

系统性红斑狼疮（SLE）是一种自身免疫性疾病。正常情况下，身体内的免疫系统会产生一些细胞或分子去抗击细菌或病毒的感染，但是由于免疫系统紊乱，而产生一些针对体内健康细胞的一些抗体，破坏了自身的细胞，因而影响到各个器官的功能，最后发展为红斑狼疮等自身免疫性疾病。

由于 SLE 多发病于生育年龄的妇女，也就是 15～45 岁年龄段，而且女性发病率是男性的 7～9 倍，因此我们在临床上经常遇到一些患者咨询这样的问题：得了红斑狼疮的女性，是否还具有怀孕和生育能力呢？什么时候怀孕和生育最好？如果已经决定怀孕，需要注意一些什么问题呢？

随着医学科学技术的发展，我们对这些问题有了深刻的认识。首先可以令大家宽心的是，SLE 患者的生育能力一般不会受到损害，也就是说只要病情控制得好，怀孕的时机掌握得好，同时做好了足够的心理准备，并与医生好好配合，就一定可以成功怀上一个可爱宝宝，享受天伦之乐。

那么，SLE 患者什么时候怀孕是最佳时机呢？当然在医学上医生会掌握很多专业知识，但是对于普通患者，掌握好以下几个方面就可以了：①病情是否确实稳定了。为什么要强调这一点呢，因为如果病情不稳定的话，不但自身抗体对母亲有伤害，而且也有可能伤害到胎儿，这时必定要加用免疫抑制剂，这些药物又有可能伤害到胎儿，因此就很容易发生流产了。②重要脏器的功能是否基本正常。这一点主要是要保护母亲，因为一旦怀孕，身体的负担大大增加，如果一些重要脏器如心脏、肝脏、肺脏和肾脏等的功能不正常，则怀孕时病情就有可能加重，这时就会危及母亲的安全了。③激素应用注意：最好仅仅使用强的松，由于胎盘能氧化强的松，使之失去活性，保护了胎儿，因此母亲服用强的松对胎儿无影响。而其他激素如地塞米松或倍他米松则不能被胎盘氧化，因而对胎儿会产生影响，如果使用这类激素，一定要换成强的松。同时也要注意有没有激素引起的严重的毒副作用，如高血压、糖尿病等。④其他免疫抑制剂，如甲氨蝶呤、环磷酰胺、雷公藤等，一定要能够停用至少半年以上，这样才不会对胎儿产生影响。⑤有一种抗体叫做"抗磷脂抗体"。要注意，这个抗体阳性的患者，特别容易得动静脉血栓，胎盘也容易出现血栓，因而容易导致流产。

值得指出的一点是，并非顺利怀孕即可万事大吉，在妊娠过程中还有不少风险需要注意，比如流产的风险比较大，同时也有 SLE 病情活动加重的可能性。因此，如果想要怀孕和生育，您最好选择一位风湿免疫科医生和一位妇产科医生共同为您保驾，让他们给您制订一个合理的计划，同时坚持在他们的门诊复查，发现情况及时向两位医生报告，及时调整治疗方案，那保险系数就会大大增加了。

最后，在顺利生了小孩之后，一定要注意请风湿免疫科的医生看看，进行随访。因为，红斑狼疮有可能在生小孩之后加重，这主要与生小孩时胎盘剥离，产生大量坏死组织，从而加重炎症有关。一般来讲，在生小孩之后的一个月病情有可能加重。当然，这种情况也不只是见于红斑狼疮患者，对于类风湿关节炎等其他风湿免疫性疾病，也常常会出现这种情况。这个时候，如果病情加重，医生要加药的时候，要考虑能不能进行母乳喂养的问题。当然，风湿免疫科的专家会给您专业的建议的。

总之，SLE 患者只要掌握了关键的环节，并积极与医生配合，就能够早日实现拥有一个自己的可爱的宝宝的梦想。

59. 系统性红斑狼疮会不会传染？

系统性红斑狼疮，在大部分人眼里就像瘟疫、艾滋病一样，令人闻之色变，尤其是在门诊，年轻貌美的小姑娘拿着化验结果问：医生，您看我这是不是狼疮？其实，她们就想得到一个否定的答案，好像除了狼疮什么病都可以一样。而且，一部分不从事风湿免疫科工作的医护人员也认为狼疮是一种不治之症。那么系统性红斑狼疮究竟是怎样一种病？它真的是不治之症吗？

（1）系统性红斑狼疮是什么？

系统性红斑狼疮这个名字的来源是这样：狼疮的英文是 lupus，来源于拉丁文，本意是"狼"，因为患者面部的红色斑块像是被狼咬过的伤口，所以称为狼疮，而且这种病一般是全身多系统损害，以面部出现红斑最典型，因此叫系统性红斑狼疮。

长期以来认为，系统性红斑狼疮是在遗传、雌激素、环境等共同作用下，机体的免疫系统出现紊乱，B淋巴细胞过度增殖，产生大量攻击自身的抗体所引发的，表现为皮肤红斑、关节痛、蛋白尿、贫血、心包炎等多系统损害特征。大量临床研究发现，该病以育龄期的女性好发，男女比例为1：（7～9），发病年龄以20～40岁最多，所以认为该病的发生与体内雌激素有一定关系。简而言之，系统性红斑狼疮是一种多器官损害的自身免疫性疾病，主要临床特征是全身多系统病变，且血清中可以检测到多种自身抗体。

（2）传染性疾病是什么？

传染性疾病是由各种病原体（如细菌、病毒、寄生虫等）引起的能在人与人、动物与动物或人与动物之间相互传播的一类疾病。

传染病的传播和流行必须具备3个环节，即传染源、传播途径及易感人群。传染源就是能排出细菌、病毒、寄生虫等病原体的人或动物，传播途径就是以上这些病原体传播给他人的途径，包括空气传染、飞沫传染、粪口传染、接触传染、血液传染和垂直传染。其中，肺结核是空气传染；普通感冒、流行性感冒、肺炎就是飞沫传染；乙肝病毒的传播方式有接触传染和垂直传染。易感染群是指对该种传染病无免疫力者。切断传染病这 3 个环节的任何一个，就可控制该种传染病的发生和流行。

(3) **遗传性疾病是什么？**

遗传性疾病是指因受精卵中的遗传物质异常所引起的子代的异常。通俗地讲就是父亲和母亲携带致病基因，然后传给子女并引起发病，而且子女还会把该种病再传给下一代，这种代代相传的疾病称为**遗传性疾病**。

遗传病包括：单基因遗传、多基因遗传和染色体异常。单基因遗传包括显性遗传、隐性遗传和性连锁遗传；多基因遗传是由多种基因变化引起，如人的身高、体型、智力、肤色和血压等均为多基因遗传，多基因遗传受环境影响较大。染色体异常是指染色体数目异常或排列位置异常，如先天愚型等。

以上可以得知：传染性疾病和遗传性疾病是两个完全不同的概念。

现研究发现，系统性红斑狼疮与遗传有关，而且是一种多基因遗传病，受环境影响较大。大量文献报道，对系统性红斑狼疮患者直系亲属调查中显示，患病率明显高于非本病患者的家属，但患者的直系亲属也不是完全发病。所以系统性红斑狼疮是一种遗传性疾病，而不具有传染性。

但是，我们前面讲到，系统性红斑狼疮是一种免疫系统异常的疾病，表现为免疫系统活化，要用免疫抑制剂进行治疗。说到免疫抑制剂的使用，就要求医生必须对患者病情及免疫抑制剂有一个适度的把握，用量不足时病情得不到缓解，但是用量过度，就会出现免疫抑制的现象，出现一系列的问题，其中最常见的就是细菌、病毒等病原微生物的侵入，比如细菌性肺炎、肺结核、乙肝病毒感染等。一旦出现这些情况，就会通过不同途径传染给他人。

所以，系统性红斑狼疮是一种有遗传倾向的疾病，它本身不会传染，但是过度治疗继发的细菌、病毒等病原微生物的感染具有传染性，所以如果感觉自己有不正常的面部发红、明显脱发、反复发作性口腔溃疡及关节疼痛的现象，一定要到风湿免疫专科进行诊断治疗。而且，大家应该正视系统性红斑狼疮，10 余年前人们还认为，系统性红斑狼疮是致命性的疾病，不得妊娠和分娩，但随着医疗事业的发展以及对系统性红斑狼疮的进一步认识，它已经不再是一种不治之症，只要在早期阶段找风湿免疫科专家进行规范化治疗，完全能够获得缓解，像正常人一样健康生活。

60. 系统性红斑狼疮的患者为何不适合染发？

随着生活水平的不断提高，外在美越来越受到人们重视，走在大街小巷不难发现，染发已成为一种时尚，年轻人可以随心情改变头发的颜色，充分显示自己的个性，而中老年人将白发染黑后显得年轻又精神，因此染发逐渐成为很多人的挚爱。但是人们在追求美丽和时尚的同时，也应该重视染发对身体健康带来的危害。尤其是患有红斑狼疮等风湿免疫病的朋友，建议大家尽量少染发，甚至不要染发。

染发是现代化妆最常见的手段之一，其原理是将植物的色素（如油梨果、指甲草、何首乌等）或者化学的色素（人工色素），通过一定的方法，使其进入到头发的皮质层，与头发中的天然色素的一部分相结合，就能把头发的颜色染成想要的颜色。

要染发首先要通过碱性的氨水将头发表层的毛鳞片打开，然后涂上染发剂，过一段时间色素就可以进入到头发中。但由于染发剂中存在潜在的有害物质如氧化剂、苯胺等，会对我们的身体造成一定程度的伤害；染发剂中的氧化剂对头发角质蛋白破坏力较大，易造成头发损伤，因此会导致头发枯燥、发脆、开叉、易脱落。此外，染发剂组成成分在混匀的瞬间会产生化学反应，这时产生高浓度的有害气体——二噁英。二噁英是被卫生组织公认的一种强烈的致癌物质，它通过呼吸道进入体内，并在肌肉中长期滞留难以分解，干扰人体内分泌功能，雌性激素和甲状腺激素均受到干扰，长期接触将导致人体基因变异畸形，诱发癌症等疾病。

如前所述，染发会不会加重狼疮患者过敏、脱发、皮肤损害等症状呢？答案是肯定的。原因有以下几个方面：

（1）红斑狼疮患者容易过敏。众所周知，系统性红斑狼疮主要是由于身体内免疫系统中免疫细胞功能过强，对自身健康组织进行杀伤所致。在红斑狼疮患者的体内含有各种各样的浓度比较高的自身抗体，这些抗体不但会破坏身体里面的细胞或者组织，而且会诱发过敏反应。因此，在红斑狼疮的患者中，过敏的发生率是比较高的。而染发所运用的化学制剂如氧化剂、苯胺类，就是在人们身边的、非常典型的过敏源，其本身可作为一种外源性抗原物质进入人体中激活免疫系统，进一步放大免疫细胞功能，加重对自身组织的伤害；此外这些化学制剂还可改变皮肤细胞的抗原，使得原来不过敏的东西，变为过敏的东西，引发错误的免疫攻击，进一步加重红斑狼疮或使其复发，加重皮肤损害或者脱发。有些永久性染发剂多数使用苯胺类的染料中间体，有较高的刺激性和毒性，在染发过程中会对头部皮肤产生刺激。染发过程中洗发时，染发水多会流到面部、颈部，引起皮肤过敏反应。红斑狼疮患者属于高过敏体质，所以不但会出现皮肤的过敏，还可能出现全身过敏反应。

（2）红斑狼疮染发有可能加重脱发。红斑狼疮患者容易掉头发，一洗澡可能会揪出一把头发，每次睡觉醒来，可能出现枕头上、床上总有几根或者十几根头发。原因何在呢？由于系统性红斑狼疮会发生全身性的小血管炎；在大太阳底下行走的时候，太阳会直射到我们的头皮，太阳光中的紫外线会对头皮造成损害，更加重血管炎。小血管一发炎，血管就不通了，就会阻碍血液对头发毛囊的正常营养供应，从而导致毛发的正常生长受阻，出现脱发现象。染发的过程、染发的染膏对头发的生长存在不利的影响，而红斑狼疮患者的头发本身营养就不是很好，这种情况下染发可能会加重脱发。

（3）染发有可能加重红斑狼疮患者的皮肤损害。患红斑狼疮时经常出现皮肤损害。皮肤表现最常见于面颊和鼻梁部位呈蝶形的红斑，也可出现在身体暴露部位，如颈部、手臂、耳廓及前胸。有些患者受日光或其他来源紫外线照射后，在暴露部位出现红色斑丘疹或使原有皮疹加重。出现的皮疹多伴有瘙痒、灼热或疼痛，甚至有些皮疹可伴有表面糜烂、渗出、鳞屑和结痂；有些患者皮疹水肿严重，同时皮疹也可由暴露部位向非暴露部位蔓延。染发剂中苯胺类的染料、氧化剂等有可能导致接触性皮炎，使患者皮肤出现水肿、红斑、瘙痒、水泡，甚至流脓。而这些症状的出现，又有可能加重红斑狼疮。

因此，建议患有系统性红斑狼疮患者染发需谨慎，最好是不要染发。

61. 未分化结缔组织病与系统性红斑狼疮有何区别？

下面是一位患者的提问，他提的问题较有典型意义，现将回答录在这里，供大家参考。

患者：病情描述（发病时间、主要症状、就诊医院等）：有系统性红斑狼疮倾向的未分化结缔组织病或者疑是系统性红斑狼疮的未分化结缔组织病。

孙尔维：未分化结缔组织病（Undifferentiated Connective Tissue Disease，UCTD）主要是发现免疫系统已经有异常，但是还未达到诊断为目前我们已知的某一种风湿免疫性疾病的程度。

患者：也就是说它是通过实验室检查时发现一些指标不正常而被发现的，它是否有可能出现和某一种风湿免疫性疾病，如系统性红斑狼疮极为相似的一些特征（如皮疹）？系统性红斑狼疮和盘状红斑狼疮的皮疹特征分别是什么？ANA、SSA 和 SSB 通过治疗能转阴吗？

孙尔维：不一定是实验室的检查指标，也可能是临床指标，只要提示是免疫学疾病，但是尚未到达我们目前所公认的某一种免疫系统疾病的诊断指标，就暂时归结为 UCTD。值得指出的是，这些疾病的分类是人为的，而且随着医学技术的发展是在不断改善和提高的。因此，要用动态的和个体化的观点诊治患者，切不可生搬硬套。UCTD 可以出现一些狼疮的症状，但是未达到狼疮的诊断标准。系统性红斑狼疮是指疾病涉及多个系统，盘状红斑狼疮是以皮肤的病变为主要特征。ANA、SSA、SSB 经过治疗是可以降低甚至是转阴的，但是由于抗体在体内消除的速度很慢，这些抗体的变化是一个缓慢的过程，因此临床上往往不拿这些指标来评估病情的活动，以及药物的效果。

患者：我是有红斑狼疮倾向的未分化结缔组织病患者，之前一直服一粒强的松和两粒 0.2 g 羟氯喹，医生根据病情，要求我逐步减量强的松，只要服两粒 0.2 g 羟氯喹，现在我检查，发现白细胞只有 3.6，淋巴细胞只有 0.7，以前它们一直都是 4.0 和 0.9 以上。请教孙主任：①是不是与减量强的松有关？

②是不是说明病情在活动或者加重？③需要再做哪些检查进一步了解病情？④白细胞和淋巴细胞低是不是说明免疫有问题？未分化结缔组织病也是免疫出了问题吗？⑤需要服哪些提高白细胞和淋巴细胞的药品？这些药品除了提高白细胞和淋巴细胞外，是否有增强免疫的作用？另外请孙主任在网上能多多给我提问和回复的机会，不要限制。

孙尔维：您现在的情况是白细胞稍低，是不是病情活动在加重，要结合其他情况，如有没有皮疹、脱发、黏膜溃疡、关节炎、尿液成分的变化等，以及血液中除了白细胞减少外，血小板是否减少等，来综合考虑病情是否活动。您的白细胞数量的变化持续多久了？如果几次复查均维持目前的水平，没有其他感染的征象，就要怀疑病情活动的可能性。激素也不是那么可怕，服用 5 mg 还是安全的。您可以到医院化验血常规、尿常规、肝肾功能、血沉、CRP 以及一些反映免疫系统功能的抗体。提高白细胞的药品有氨肽素、利血生、鲨肝醇等，但是都需要一定的时间。同时如果是病情活动加重，则一定要首先控制病情，才能将白细胞提上来。未分化结缔组织病也是一种免疫系统紊乱导致的疾病，只不过还不能确定为我们目前认定的任何一种结缔组织病而已。

患者：像您这样的大师能及时回复真是德艺双全，让我非常感动，衷心谢谢您！现在系统仅允许您回复我 1 次了。恳请孙主任在网上能多多给我提问和回复的机会，不要限制。我把这次难得的机会回复给您就是为了以后在关键的时候能随时向您讨教。

孙尔维：好的，有问题欢迎随时提问，我会抓紧时间回复的。

患者：孙主任，我的白细胞和淋巴细胞降低是否可能是强的松减量的原因？0.2 g 的羟氯喹即赛能每天两粒的用量属于大剂量吗？赛能剂量大的时候会引起白细胞和淋巴细胞降低吗？提高白细胞的药品除了提高白细胞和淋巴细胞外，是否有增强免疫的作用？

孙尔维：不属于大剂量。另外据目前资料，提高白细胞的药物不会同时提高免疫力。

患者：孙主任，谢谢您的回复，您每天花费许多时间回复患者，让陷入困境的患者看到希望，感到温暖。您这种以提高我国风湿免疫治疗水平为己任，并且不回避疑难问题，说出看法或者引经据典的实事求是的态度和对科学的不断探究让我敬佩。孙主任，提高白细胞的药物不会同时提高免疫力，那么为什么要用药物提高呢？用药物把白细胞提高到正常水平和不用药时处于的低水平对于身体有什么区别？

孙尔维： 谢谢。我的意思不知道有没有说清楚。也就是用提高白细胞的药物不会将患者的免疫力提高而使得这些患者的免疫病情加重，因此可以放心使用。但是，白细胞过低时，使用提高白细胞的药物，还是对防治感染有帮助的。因此，临床医生倾向于将白细胞提到接近正常的水平。

62. 红斑狼疮治疗中患者关心的一些问题

在临床上，往往遇到一些红斑狼疮患者，病情持续时间比较长，治疗有一些效果，但是又往往不能除根，这是为什么呢？其中一个主要原因是未进行规范化治疗。有证据表明，在目前所治疗的狼疮患者中，未规范应用免疫抑制剂治疗的患者在50%以上。有些患者用一段时间药，症状稍有缓解就停药；有些患者由于其他经济的、社会的等原因未能坚持服用。不规范服用免疫抑制剂的代价是昂贵的，例如，检测患者尿蛋白和血肌酐的水平，则会发现规范化治疗与未规范化治疗的人相比相差10倍以上，这是一个多么惊人的数字，需要我们医生和患者一起探讨其中的原因。在免疫抑制剂中，霉酚酸酯的疗效比较确切，疗效好，因此应该提倡早期使用。羟氯喹对眼睛的毒副作用不必过于担心，通常认为羟氯喹使用6年是安全的，即使超过6年，只要定期进行眼科检查也是安全的。

狼疮患者在妊娠中如何应用免疫抑制剂是个至关重要的问题，在众多的免疫抑制剂中，应用羟氯喹是安全的，同时小剂量激素可能对母亲和胎儿也没有影响，但是霉酚酸酯、环磷酰胺和甲氨蝶呤应该避免。儿童在用激素时如发现生长迟缓，可以用生长激素治疗。

早期红斑狼疮的表现是不明显的，因此需要格外注意，如果出现以下情况应该警惕红斑狼疮的发生：①原因不明的反复发热；②反复发作的关节炎；③持续性和反复发作的胸膜炎、心包炎；④原因不明的肺炎；⑤不能用其他原因解释的皮疹、网状青斑、雷诺现象；⑥不明原因的蛋白尿；⑦血小板减少性紫癜或溶血性贫血；⑧不明原因的肝炎；⑨反复自然流产或深静脉血栓形成。如果有这些症状，建议尽早到风湿免疫科就诊，及时检查和诊断。

（五）痛风

63. 何为痛风的最佳治疗方法？

很多痛风患者都有这样的经历，在一顿美餐之后，突然发觉关节肿痛难忍，甚至不能入睡，急忙来到医院，要求医生为他止痛。医生为他开药处理，疗效十分明显，疼痛很快就消失了，活动自如了，然后就开开心心地回家。可是过了一段时间，稍不注意，又突然痛起来，又要去找医生。如此反反复复，使痛风患者苦不堪言。有的患者甚至认为痛风是"不治之症"，失去了治疗的信心，蒙上巨大的心理阴影。

事实上，目前医学界对痛风这个疾病的发病机制已经研究得非常清楚，并拥有一套完整而规范的治疗方法。痛风患者完全可以避免反复疼痛的折磨。但是痛风不像感冒那样，治疗几天就可以大功告成，而是需持之以恒才能"斩草除根"。

痛风是因为机体代谢紊乱，使得一种叫"嘌呤"的代谢产物大量产生。嘌呤可以转变成尿酸，从尿中排出。但是当尿酸升高的幅度超过机体排泄的能力，就会产生高尿酸血症。长期的高尿酸血症主要会造成关节和肾脏的损害，在关节、肾脏、输尿管、皮肤等部位产生痛风结石，长期的高尿酸血症还会导致高血脂、高血糖和高血压，可以说"后患无穷"。高尿酸对机体的损伤是一个十分漫长的过程，很多人只是在检查中发现血尿酸增高，并不感到任何的不舒服。但是随着身体里的尿酸盐积聚越来越多，所谓"积重难返"，再加上饮食上的不注意，就会表现出关节肿痛。因此，如果痛风患者只在关节疼痛时止痛，而没有从根本上将多年积聚下来的尿酸彻底排出，必然会导致痛风反复发作。

痛风的治疗分两个阶段，第一个阶段是在急性发作的时候止痛消炎，第二个阶段是在间歇期和慢性期进行降尿酸治疗。很多患者治疗只停留在第一阶段，其实第二阶段的降尿酸才是最关键的，但又是最难坚持的。因为这个阶段要求使用降尿酸药物把尿酸水平控制在 327 μmol/L 以下，治疗时间较长，期间要在医生的指导下调整用药量，并且要定期复查血常规、肝肾功能等指标。很多患者就是怕麻烦，不能坚持，有的则认为不痛就不需要吃药，有的则担心长期吃药会有副作用。

因此患者需明白以下三个方面的问题：第一，痛风是一个慢性疾病，所谓"慢病需慢治"，因此思想上需有"长期作战"的准备。第二，了解了痛风的发病原理后就会明白，痛风的急性发作只是一个表面征象，我们就像看到冰山一角，这时更要注意隐藏在水面下的巨大冰山，因此不能好了伤疤忘了痛，在不痛的时候仍需治疗。第三，目前常用的降尿酸药物有别嘌醇、丙磺舒、苯溴马隆、非布司他等，临床上对它们的使用已经十分规范而成熟，对于它们可能出现的不良反应已经非常清楚。只要患者在医生的指导下服用，并且定期检查血常规、肝肾功能等指标，使用上是十分安全的。

治疗痛风需持之以恒，只要能够坚持规范的治疗，痛风患者完全可以避免反复关节疼痛的折磨，也能够避免关节畸形、高血糖、高血脂、高血压以及肾功能受损的情况。

64. 为什么痛风患者尿酸降了，关节疼痛反而加重了呢？

临床遇到一些痛风的患者，开始的时候他们的关节非常痛，到医院就诊，用了降尿酸的药物，关节疼痛的症状不仅没有好转，反而加重了，这是怎么回事呢？

我们大家知道，痛风是一个原因比较明确的疾病，它是由于各种原因使得身体内的尿酸升高了，超出人体可以承受的范围，这些尿酸就会形成结晶，沉积在关节、皮肤、血管等地方而导致的疾病。这些尿酸的结晶会刺激身体里的巨噬细胞和中性粒细胞，这两种细胞是在身体内负责清理垃圾、排除细菌等工作的主要细胞。它们在清理垃圾时会放出很多细小的分子，这些分子可以使得人体内局部的组织肿胀、发红、发热和疼痛，即通常所说的炎症反应。在细菌感染的时候，这种局部的炎症反应可以"呼唤"、"募集"到更多的巨噬细胞和中性粒细胞过来帮忙，消除感染。但是痛风的时候刺激巨噬细胞和中性粒细胞的不是感染的细菌，而是尿酸结晶，只不过这些细胞将尿酸结晶误认为是细菌而已。而这些巨噬细胞和中性粒细胞并不能帮助清除尿酸结晶，它们过来只能"帮倒忙"，即加重炎症反应，因此痛风患者在急性期，那是相当痛的。体内如何清除尿酸呢？体内尿酸还要靠肾脏来清除。但是，肾脏清除尿酸的能力有限，而且只能清除血液里的尿酸，不能直接清除组织、肌肉、血管，尤其是关节内的尿酸。由于长期的积累，在身体内的各个组织内储存了大量的尿酸，因而清除尿酸是一个缓慢的过程。

有些患者，开始出现骨关节的疼痛，他们也没当回事，因为痛几天就"好"了，但是他们疼痛的频率增加，由一年痛一到两次，增加到四到五次。这是为什么呢？这是因为，尿酸结晶在身体内产生炎症反应后，也会自动启动一些抗炎症反应，因此有些患者急性关节疼痛过几天后，可以自动缓解。但是由于尿酸高的基础仍然存在，身体内外一有风吹草动，炎症和疼痛的症状将再度折磨患者。也有一些人，关节疼痛难忍的时候，才去看医生，一旦医生用药后不痛了，就觉得无所谓了。他们又恢复了往日那种时不时"酒肉穿肠过"的生活，但忘记了"尿酸体内留"的害处，因此埋下了"酸高易结晶"的病根，从此"关节难安生"了。

由此可见，对于痛风患者来讲，痛风只是一个表面的现象，而体内的尿酸过高才是疾病的根本原因，尿酸不高，自然不会有尿酸的结晶，也就不会有临床上痛风的症状了。因此，临床医生在治疗痛风的时候，必须考虑两个方面的问题：第一是止痛，第二是降尿酸。止痛当然很重要，要不然患者被疼痛折磨，不能忍受。但是，同时不能忽视根本问题，即降尿酸的治疗，只有尿酸降到正常水平了，才会从根本上把痛风治疗好。

但是，在急性期止痛是主要的，降尿酸是次要的。因此，在急性期，医生们通常给一些消炎药，如秋水仙碱、激素以及布洛芬、扶他林、西乐葆、依托考昔、特耐等。而在急性期过后，降尿酸就成为主要问题，可以用别嘌醇、丙磺舒、苯溴马隆、非布司他等，但是要注意的是，也不是尿酸降得越快越好。这是因为对于长期高尿酸血症的患者，在其肌肉、皮肤、血管、器官以及骨骼内都沉积了大量的尿酸，而血液中的尿酸降低了，组织中的尿酸必然向血液转移，这时就很容易打破关节中尿素的浓度平衡，而使得尿酸容易在关节等组织中产生结晶，从而诱发急性痛风的发作。

尤其要强调的是，痛风这个病基本上是由于我们的生活改善了，吃多了含有嘌呤的食物所致，即"病从口入"。如海鲜、动物内脏含有很多嘌呤，啤酒中含大量的嘌呤，此外浓汤中也有大量的嘌呤溶解。节假日、朋友聚会、生意来往一般少不了喝酒，同时吃大量蛋白类食物，这些就是"罪魁祸首"。因此，大家在举杯之时，可要小心了。

由于痛风的病因是明确的，治疗也有很多方法，只要大家平时"饮食上注意"，发病后"诊疗上在意"，一定可以控制好尿酸水平，防止痛风的发作，从而做到"生活上快意"了。

65. 为什么说痛风患者关节疼痛反而是"好事"呢？

随着我们的物质生活越来越好，痛风这个疾病越来越引起人们的重视。痛风是由各种原因导致人体内的尿酸升高，超出了人体可以承受的能力，尿酸盐沉积在身体不同部位而导致的一种疾病。

我们正常人的身体里面也会产生尿酸，比如平时吃的肉、鱼、虾、鸡、鸭等，尤其是啤酒、老火汤，这些食物到了身体里面，也会转化成尿酸。正常情况下，这些多余的尿酸就会通过我们的肾脏排泄出去。但是如果身体里面长时间出现大量尿酸，超出了肾脏的排泄功能的话，这些多出来的尿酸就会沉积在关节、血管、皮下组织、肾脏等地方，形成尿酸盐结晶，经过长时间的积累，我们在关节、皮肤表面就会看到一个个大小不等的肿块，这就是所谓的"痛风石"，有时这些痛风石表面还会出现破溃，流出一些黄白色、豆腐渣样的东西，这些东西就包含了大量的尿酸盐结晶。（见图 2.5.1）

痛风，不仅仅是血尿酸升高，还会有关节的红、肿、热、痛等症状。关节肿痛通常最早发生在足部的大脚趾，疼痛犹如刀割一样，关节表面皮肤发红、发烫，有时还会有发热，使患者坐卧不宁、寝食难安，日常生活受到严重影响。

但是，并不是所有血尿酸升高的人都会出现关节的红、肿、热、痛以及各种大小不等的痛风石。很多患者多次检查血尿酸都升高，甚至越来越高，但就是不发生关节肿痛等临床症状，医学上称之为高尿酸血症。在 100 个高尿酸血症的患者中，大约只有 10 个患者出现痛风的症状。这些人也常常因为没有关节肿痛，不把升高的血尿酸当一回事儿，认为关节不痛就没有问题，就不去医院诊治，也不控制饮食。这样好吗？高尿酸真的不会对身体造成伤害么？在回

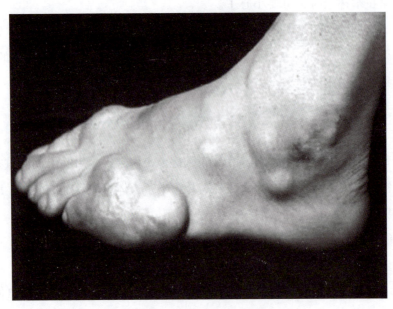

图 2.5.1 痛风石

答这些问题之前，我们首先要先了解身体里尿酸的代谢过程。

前面提到过，尿酸是我们体内嘌呤代谢的产物，正常主要存在于血液里，属于一种代谢废物，它要通过血管运输到肾脏，再由肾脏排泄出去。而肾脏就像身体的一个带有筛孔的"过滤器"，把我们身体产生的不要的代谢废物"筛到"肾小管里，再通过肾小管、输尿管等管道，最终以尿液的形式排到身体外面。但是，如果血里的尿酸升高了，超出了肾脏可以承受的范围，多余的尿酸就会沉积在肾脏这个"过滤器"里，形成尿酸结晶甚至尿酸结石，堵塞"筛孔"，使这个过滤器的功能受损。一旦这个"过滤器"功能受损到一定程度，身体产生的其他的一些代谢物如水、各种离子、肌酐、尿素等也不能通过肾脏"滤"出体外。日积月累，这些代谢废物也会在我们的身体里堆积，成为体内的"毒素"，损害我们的健康。这些代谢废物本身沉积在肾里，影响了肾的滤过排泄功能，造成肾功能不全，时间长了甚至可能造成肾功能的衰竭。一旦肾功能衰竭，体内沉积的毒素更加排不出体外，最终只能靠透析甚至肾移植治疗。因此，我劝大家对于高尿酸血症要引起重视，千万不要以为没有关节痛就掉以轻心，要保护好自己的肾。

另外，高尿酸也可能会破坏胰岛细胞的功能。胰岛细胞是存在于胰腺这个器官里的，这种细胞最主要的一个功能就是产生胰岛素（体内产生的唯一一种可以降低血糖的物质），调节体内的糖代谢，而当这种细胞功能被高尿酸破坏后，体内血糖就会升高从而诱发糖尿病。血尿酸升高还是发生高血压、冠心病、心肌梗死、脑卒中等心血管事件的危险因素。所以，高尿酸血症对我们的身体存在巨大的危害，它不仅仅沉积在关节，造成关节肿痛，还沉积在肾脏、血管等地方，可能会造成更大的伤害，只不过早期可能没有什么不适症状而已。但是，没有症状不代表没有损害，高尿酸血症对身体的伤害是持续的。

长期血尿酸升高的患者如果出现了关节肿痛，虽然是坏事，但从另外一个方面来说，也是"好事"，因为它是在向我们发出警示，提醒我们尿酸已经开始破坏关节了。我们要及时到正规医院检查，看看肾脏、代谢及心血管等方面有没有受到高尿酸的损害，并在专科医生的指导下进行规范的降尿酸治疗。而那些只有血尿酸升高而没有临床症状的高尿酸血症患者，则要更加注意加强高尿酸危害的相关筛查及治疗，不要被表面现象蒙蔽了双眼，不要认为只要关节不痛就"万事大吉"了，您的肾脏、胰岛、心血管等可能正在受着高尿酸的摧残，只是您还没有感觉到而已。而当您开始感觉到身体出现问题的时候，可能就已经晚了。无临床症状的高尿酸血症就像一个"隐形杀手"，它潜伏在阴影里，在您看不见的地方慢慢蚕食着您的身体、您的健康。

"明枪易挡，暗箭难防"。如果您有高尿酸血症的话，您可要注意了。

66. 痛风患者饮食应注意什么？

痛风饮食治疗目的是通过限制嘌呤饮食，减少外源性核蛋白，降低血清尿酸水平并增加尿酸的排出，防止痛风的急性发作。痛风患者总的饮食原则是："一限三低"，即限制嘌呤、低热量、低脂肪、低蛋白质饮食；在急性发作期，禁用含嘌呤高的食物，应严格控制在 150 mg/d 以下，应选用基本不含嘌呤或含嘌呤很少的食物。在痛风缓解期，可食用含少量嘌呤的食物。

（1）痛风发作的急性期食物如何选择？

急性期菜谱：正常嘌呤摄取量为每天 600～1000 mg。急性期应严格限制嘌呤在 150 mg/d 以下，蛋白质每日 50～70 g。禁用含嘌呤高的肝、肾、胰、鲭鱼、沙丁鱼、小虾、肉汁、肉汤、扁豆、黄豆以及菌藻类。可选用一些含嘌呤很低的食物，以牛奶、鸡蛋（特别是蛋白）、谷类为蛋白质的主要来源。脂肪不超过 50 g，以碳水化合物补足热量的需要。液体的进量不少于每日 3000 mL。

（2）痛风发作的间歇期食物如何选择？

在缓解期，膳食要求是给以正常平衡膳食，以维持理想体重。蛋白质每日仍以不超过 80 g 为宜。禁用含嘌呤高的食物；有限量地选用含嘌呤中等量的食物，其中的肉、鱼、禽类每日 60～90 g，还可将肉类煮熟弃汤后食用，扁豆、黄豆以及菌藻类等蔬菜可少量选用；另外可自由选用含嘌呤很低的食物。

（3）在日常生活中，痛风患者饮食方面应注意些什么呢？

1）避免饮酒。酒精在体内会代谢为乳酸影响肾脏的尿酸排泄，同时酒精本身会促进 ATP 分解产生尿酸，故患者须禁酒，尤其是啤酒最容易导致痛风发作，应绝对禁止。必需饮酒时可饮少量红酒。咖啡及茶则无限制，多喝水则可以促进尿酸排泄及避免尿路结石。

2）避免高嘌呤食物（每 100 g 食物含嘌呤 150 mg 以上）。包括所有动物肝脏（例如肝、肾、脑等）、猪肠、浓肉汁；鱼贝类：白仓鱼、鲢鱼、带鱼、海鳗、沙丁鱼、牡蛎；所有贝壳类、干贝、小鱼干等；蔬菜类：豆苗、黄豆芽、芦笋、紫菜、香菇、野生蘑菇等。少食含嘌呤中等的食物（每 100 g 食物含嘌呤 25～150 mg）。包括肉类：鸡肉、猪肚、牛肉、羊肉、鸭肠、肉丸；鱼虾类：草鱼、鲤鱼、虾、鲍鱼、鲨鱼、鲤鱼、鳕鱼、鲩鱼、鱼翅、螃蟹；蔬菜类：菠菜、椰菜、枸杞、四季豆、豌豆、蘑菇、竹笋、海带、银耳、花生、腰果、栗子、莲子等。

3）豆类可以吃。豆类一般可以吃，除非它确实曾引起过您的痛风发作。统计发现，在所有引起痛风发作的诱因中，以啤酒最为常见（占 60%），其次为海产品 18%，内脏食物 14%，而豆类制品则几乎很少引起发作（占 2%）。同时根据以前国内、日本及美国所检测，豆类的嘌呤含量除干黄豆外含量都很低，但黄豆的嘌呤含量其实比数十种海产品、内脏低许多。另外，所有五谷根茎类皆可食用，蔬菜类除干香菇、紫菜类之外都可食用，干水果则无禁忌。此外应避免大量食用果糖及维生素 C。

4）适量饮水。每天要喝 2000 mL 以上的水，增加尿量，以利于尿酸的排泄。饭前半小时内和饱食后立即饮大量的水会冲淡消化液和胃酸，影响食欲和妨碍消化功能，饮水最佳的时间是两餐之间及晚上和清晨。晚上指晚餐后 45 分钟至睡前这一段时间，清晨指起床后至早餐前 30 分钟。

许多人平时喜欢饮茶，痛风患者可以用饮茶代替饮白开水，但茶含有鞣酸，易和食物中的铁相结合，形成不溶性沉淀物，影响铁的吸收。别外，茶中的鞣酸尚可与某些蛋白质相结合，形成难以吸收的鞣酸蛋白。所以如果餐后立即饮茶，会影响营养物质的吸收和易造成缺铁性贫血等。较好的方法是餐后 1 小时开始饮茶，且以淡茶为宜。

（4）痛风患者应选用什么样的蛋白质？

蛋白质在体内具有特殊作用，但蛋白质摄食过多，也可使内生性尿酸增加，故应适当限制蛋白质摄入。痛风患者应主要选用牛奶、奶酪、脱脂奶粉和蛋类的蛋白部分。因为它们既富含必需氨基酸的优质蛋白，能够提供组织代谢不断更新的需要，又含嘌呤甚少，对痛风患者几乎不产生不良影响。但酸奶因含乳酸较多，对痛风患者不利，故不宜饮用。

（5）痛风患者应选用什么样的维生素和矿物质？

痛风患者应供给足量 B 族维生素和维生素 C，以及含有较多钠、钾、钙、镁等元素的食物。多吃蔬菜、水果等碱性食物，蔬菜每天 1000g，水果 4～5 个。

（6）痛风患者的食物在烹调方法上应注意什么？

合理的烹调方法，可以减少食物中含有的嘌呤量，如将肉食先煮，弃汤后再行烹调。此外，辣椒、咖喱、胡椒、花椒、芥末、生姜等食品调料，均能诱使痛风急性发作，亦应尽量少食用。

（六）其他风湿免疫病

67. 什么是干燥综合征？

日常生活中，几乎所有人都有过口干、眼干等症状，一般多喝点水，口干会有所缓解；闭上眼休息下，或滴眼药水，眼睛就没那么不舒服了。但是，如果反复地口眼干燥，单纯地多喝水、滴眼药水，可能就解决不了问题了。

有些朋友，尤其是一些中老年女性朋友，常出现严重的口干。比如说，讲话的时候，老是要喝水，要不然讲话就不利索；吃饼干或者面包的时候，不喝水就咽不下去，常常饼干屑、面包屑掉一地；有些朋友牙齿很不好，老是出现蛀牙，牙齿一块一块地掉；有些朋友伴有腮腺肿大，或者舌面干裂、溃疡等；还有些朋友主要表现为眼睛的症状，例如眼睛干涩，严重的时候甚至"欲哭无泪",有些人甚至出现眼睛的发炎、感染。这是什么原因呢?

这主要是我们的唾液(俗称口水)和泪液(俗称泪水)分泌减少了,口腔和眼睛没有润滑液了,所以口腔和眼睛就干了,久而久之,就会引起一系列问题了。

那么我们的唾液和眼泪为什么会减少呢?请大家看下面示意图(见图2.6.1、图2.6.2)。

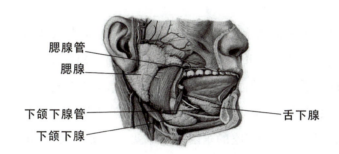

图 2.6.1　唾液腺

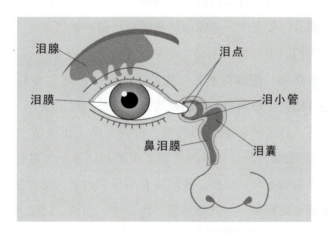

图 2.6.2　泪腺

所谓"腺"或称"腺体",是我们体内能否分泌某种物质的一个器官。例如汗腺是分泌汗液的,主要功能是大热天用来散热的;胰腺是分泌胰岛素等有助消化的物质的;唾液腺就是用来分泌唾液的,而泪腺主要是分泌泪液的。

唾液腺其实不是一个腺体，而是包括3个大的腺体和很多小的腺体的总称。3个大的腺体中一个是腮腺，位于两侧的腮帮子里面，另一个是下颌下腺，位于脸庞两侧的下颌骨下面，还有一个是舌下腺，就躲在舌头底下。这三个腺体都有一个管子将它们分泌的唾液源源不断地送到口腔里面。当然除了这3个比较大的唾液腺，还有很多小的唾液腺，如唇腺、颊腺、腭腺、舌腺、磨牙后腺、舌腭腺等，这里就不一一列举了。总之，一句话，唾液腺很多、很重要。

唾液腺是能够分泌很多唾液的。"望梅止渴"是大家耳熟能详的一个故事，说明唾液腺分泌的口水多么厉害。据说曹操带兵出征途中，士兵们都很口渴。于是曹操传话说："前面就有一大片梅林，结了许多梅子，又甜又酸，可以解渴。"士兵们听后，嘴里都流口水，一时也就不渴了。这些士兵之所以流口水，还有我们平时闻到好吃的东西的香味就"垂涎三尺"，这些就是唾液腺的功劳。一般情况下，唾液一天的分泌量为 1～1.5 L，唾液中不但有大量的水分，还有一些消化酶和抗菌的物质，因而对消化有很大作用，还与味觉、语言、吞咽等功能及口腔卫生、黏膜保护和龋病预防有密切关系。

泪腺位于我们的眼球里，主要功能是分泌眼泪。有不少朋友可能有疑问，哎，眼泪那么重要吗？流眼泪不是一些爱哭的女孩子的"专利"吗？其实这种想法是大错特错的，眼泪对我们的眼睛非常重要。这是因为，我们的眼睛要看清外界的东西，就需要眼睛特别透亮、特别干净。正所谓"眼睛里容不得沙子"。而我们的眼睛与外界接触的主要是角膜和结膜，角膜是眼球前面最透亮的部分，如果角膜受伤、模糊，我们就看不见东西了。结膜是用来保护眼球的。眼睛的角膜和结膜每天与外界接触，风、沙、细菌、过敏源无时无刻不在损害我们的眼睛，为了保持眼睛的干净，就需要眼泪来冲刷进入眼睛里面的脏东西。因此，眼睛一受到刺激，就流眼泪，那就不奇怪了，这是我们的泪腺发挥功能，正在冲刷、洗涤一些脏的东西，在保护我们的眼睛呢。当然泪液里除了水分，还有蛋白质、盐类、抗体、生长因子和酶等，对眼睛起着多重的保护作用。

综上所述，唾液腺和泪腺对于润滑和保护我们的口腔和眼睛非常重要。如果有一些原因破坏了唾液腺和泪腺，就会出现我们前面所说的情况了。如果出现严重的口干、眼干，在医学上就称为干燥综合征。破坏唾液腺和泪腺的原因有很多的，例如可能有病毒感染、过敏等，但是最常见的一个原因是我们的免疫系统出现错误。免疫系统本来是我们用来攻击侵害身体的细菌、病毒等微生物的，但是如果因为某种原因，我们的身体错误地将唾液腺、泪腺也当成细菌或者病毒加以攻击了，破坏了唾液腺和泪腺，使得唾液腺或者泪腺不能够分泌唾液、泪液了，就得了干燥综合征。

干燥综合征有哪些表现呢？其实，大多数干燥综合征患者的临床表现还是比较复杂的，病情轻重也有所差异。归纳起来，主要有以下几个方面：

（1）口干燥症。严重的，需要经常喝水，有些人睡觉后还要将水杯放在床头，夜间会因为口干难耐，而起床喝水，一般持续3个月以上；有口腔黏膜、牙齿和舌头发黏，讲话或进食饼干、面包等食物需频频饮水；牙齿特别不好，表现为牙齿逐渐变黑，继而小片脱落，最终只留残根；腮腺反复或持续性肿大，可一侧或双侧，伴疼痛；舌面光滑、干裂或溃疡；口腔黏膜溃疡，容易出现细菌、霉菌感染。

（2）眼干燥症，也称干燥性角结膜炎。表现为反复感觉有"沙子"进眼或砂磨感，有眼干涩、泪少、畏光、眼疲劳、视力下降等症状持续3个月以上，严重者痛哭无泪。部分患者有眼睑缘感染、结膜炎、角膜炎等，出现眼睛充血、瘙痒、"眼屎"增多，常常是"眼药水不离身"。

除口眼干燥表现外，患者还可出现全身症状，如乏力、低热等。同时，如果病情没有得到及时控制，干燥综合征也能造成其他腺体甚至腺体外其他器官的损害。

（3）皮肤黏膜损害。常因自身免疫抗体攻击局部血管，造成血管发炎，表现为双下肢过敏性紫癜样皮疹，偶有双手遇冷水变白变紫。

（4）关节、肌肉损伤。患者常有轻度关节疼痛，部分伴有肿胀（拍片时骨质没有明显破坏），可出现肌肉疼痛、肌无力。

（5）肾脏病变。表现为喝水多、夜尿多等，常有泌尿系结石。抽血查钾、钙下降，尿中钾、钙、酸碱度升高。

（6）消化功能受损。因胃肠道黏膜层的外分泌腺体病变，而出现萎缩性胃炎、胃酸减少消化不良等症状；部分患者常有肝损害（特别是合并自身免疫性肝炎或原发性胆汁性肝硬化），可有目黄、身黄、小便黄、肝脾大、抽血查转氨酶升高。

（7）干燥综合征常出现干咳、气短，拍胸片或CT可见肺间质纤维化改变等呼吸系统病变；可出现白细胞减少或血小板减少等血液系统病变；累及神经系统可出现皮肤感觉异常，严重的有意识障碍。

当患者出现上述症状时，就要警惕是不是有干燥综合征的可能，接下来就要到风湿免疫科就诊，完善相关检查。

（1）抽血查自身免疫性疾病抗体，比如抗SSA抗体、抗SSB抗体、抗ds-DNA抗体、抗核抗体等，这些抗体在干燥综合征都可以呈阳性，其中抗SSA抗体、抗SSB抗体阳性，提示干燥综合征的可能性大。同时干燥综合征患者的类风湿因子、球蛋白、C反应蛋白、血沉等多有异常升高。需要注意的是，上述多种指标升高也可出现在系统性红斑狼疮、硬皮病、类风湿关节炎等其他风湿免疫性疾病中。因此抽血检查结果有异常，仍需要结合其他的实验室检查及口眼干燥等症状，综合分析。

（2）针对口干的患者，应加查唾液流率试验、唇腺活检、腮腺造影和唾液腺放射性核素扫描等，辅助诊断干燥综合征。

（3）针对眼干的患者，应到眼科查裂隙灯显微镜检查、泪液分泌试验、泪膜破裂时间、角膜染色检查等，辅助诊断干燥综合征。

（4）肝肾功能、尿常规、胸片、CT等可发现相应系统的损害。

以上介绍的是干燥综合征典型的临床表现及相关检查。如果出现类似的长时间的口眼干燥，那就需要到正规医院的风湿免疫科就诊，做唾液流率试验（必要时可行唇腺活检），以及裂隙灯显微镜检查、泪液分泌试验、泪膜破裂时间、角膜染色检查等眼科专科检查，以明确诊断，正规治疗。

在此需要特别说明的是，像日夜百服宁（伪麻黄碱）、氯苯那敏（扑尔敏）、普萘洛尔（心得安）、抗抑郁药、抗胆碱药（如阿托品）等也可引起干燥症状，但多可在停药后缓解。因此在考虑干燥综合征诊断时，需排除药物因素。

在日常生活中，干燥综合征患者需保持口腔清洁，勤漱口，减少龋齿和口腔继发感染的可能，注意用眼卫生，严格戒烟限酒，尽量避免服用引起口眼干燥的药物。切记：不可盲目用药，需经正规医院的风湿免疫科医生根据患者实际及相关检查结果制订具体用药方案，以免延误病情。

68. 什么是白塞病？

"医生，最近可烦了，口腔总是出现溃疡，有时候一个，有时候多个，还会有疼痛不适，导致人吃饭不香，睡觉也不安宁，这是怎么回事呀！"

"医生，我的情况更糟糕，您说这溃疡有时候不单单出现在口腔，甚至生殖器上也会出现一些圆形或椭圆形的溃疡。我到不少医院检查了好多次，又没有查到细菌、病毒、真菌等，治疗效果也不好，这可怎么办呢？"

其实，口腔溃疡是非常常见的，如果偶尔有口腔溃疡，一段时间好了，不再复发，不需要太过在意。但是，如果口腔溃疡反复出现，尤其如果伴有生殖器溃疡的话，请您一定要提高警惕，并且需要检查是否有风湿免疫性疾病。在风湿免疫科患者中，如果出现反复口腔溃疡、生殖器溃疡，最常见的一个疾病就是白塞病！（见图2.6.3）那么什么是白塞病，白塞病又有哪些症状，如何在日常生活中自查白塞病呢？接下来，让我们对白塞病做一个简要介绍。

白塞病（Bechet's Disease，BD）又称贝赫切特病，口、眼、生殖器三联征等。这个病还有一个比较"文艺"的名字，叫"丝绸之路病"，原因在于它在东亚、中东和地中海等"丝绸之路"所经过的地区发病率较高。就人群来说，年轻人比较容易患上白塞病。而且，白塞病不仅会影响到我们的口腔、眼睛和生殖器，而且会累及很多系统和器官，所以千万不要疏忽大意，不当一回事儿。

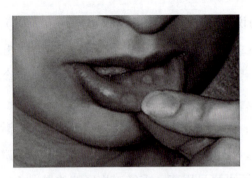

图 2.6.3 白塞病

白塞病实际上是一种慢性全身性血管炎症性疾病。顾名思义，这种疾病会使全身血管出现或轻或重的炎症反应。我们的血管是干什么的呢？血管主要就是将氧气及很多的营养物质运送到组织细胞，有了氧气和营养物质，组织细胞就可以健康生长了。但是当血管发炎的时候，血管就会堵塞，血管的运输功能就受到影响，堵塞部位的组织细胞供血供氧不足，营养物质不足，组织细胞坏死，就会引起溃疡了。

由于我们的血管分布于全身，所以血管发炎的时候，全身的组织和器官都会受到影响。那为什么不少患者一开始溃疡的症状主要是口、眼和生殖器呢？这主要与这些组织的特殊性有关。我们每天吃东西，酸、甜、苦、辣各种食物的刺激，可能加重血管的炎症，而眼睛一吹风或者有过敏物质、沙子等的刺激，也可以加重血管的炎症。因此，在疾病的早期，口和眼这些部位的血管炎症更加容易加重，更加容易堵塞，使得黏膜组织"坏死"，造成黏膜糜烂，进而形成溃疡。那么外生殖器为何也容易出现溃疡呢？这是因为，外生殖器是容易受凉的地方，我们知道，人一受凉，血管就容易收缩，血管一收缩，就容易堵了。所以，外生殖器也容易出现溃疡。

通过上面的介绍我们知道，只要存在血管的地方都可以出现血管炎。所以除了我们常看到的反复出现的口腔溃疡、生殖器溃疡、眼炎及皮肤损害，血管发炎厉害的时候也可以累及神经系统、消化道、关节、肺、肾等器官，并且产生严重的损害。这些地方的血管发炎，我们肉眼看不见，一旦发炎，后果就比较严重，因此要加以注意。

白塞病开始起病时一般症状比较单一，有的仅仅表现为反复的口腔溃疡，极易让人疏忽。有时患者需要经过好几年才会相继出现其他的一些症状，而这个时候，病情通常已经比较重了。白塞病常见的临床表现有：

（1）口腔溃疡。几乎100%的患者会出现反复发作的、痛性的口腔溃疡。溃疡可以发生在口腔的任何部位，有时一个，有时成批出现，一般为圆形或椭圆形，深浅不一，底部有黄白色的膜（像化脓了一样），周围发红，大约1～2周后可以自行消退而不留瘢痕。

（2）生殖器溃疡。约75%的患者会出现生殖器溃疡，表现与口腔溃疡基本相似，但是出现的次数较少，溃疡又深又大，疼痛剧烈，愈合较慢，有时候甚至会因为溃疡深大而致大出血。溃疡可出现在外阴、阴道、肛周、阴囊和阴茎等部位。

（3）眼炎。大概有一半的患者会出现眼炎，常表现为看东西模糊不清、视力减退、眼球充血、疼痛、眼睛畏光、流泪、眼内有异物感，严重者可以致盲。

（4）皮肤病变。皮肤表现常多种多样，有结节样的红斑、痤疮样皮疹、脓疱疹等，有的患者被针刺伤后不易愈合，针口容易发炎（医学上称为针刺反应）。患者常常可以出现一种或多种皮肤改变。

（5）消化道损害。又称肠白塞病，从口腔到肛门的整个消化道都可以受累，溃疡一个或者多个，严重的可出现溃疡穿孔或大出血。

（6）血管损害。该病的基础就是血管炎，全身大小血管都可受累。静脉受累比动脉多见，表浅或深部的静脉出现血栓性静脉炎或形成静脉血栓，造成血管狭窄或栓塞，受累部位出现水肿、疼痛，甚至坏死。

（7）神经系统损害。又称神经白塞病，中枢神经受累可有头痛、癫痫、无菌性脑膜炎、偏瘫、截瘫、精神异常等；周围神经受累可表现为四肢麻木无力、肢体感觉障碍等。一旦出现神经受累，说明病情已经很重了，患者的治疗效果也会比较差。这再次告诫我们，该病一定要"早发现、早检查、早诊断、早治疗"！

白塞病有时候还会出现肺脏、肾脏、心脏、关节的受累，但发生的概率比上述几种症状要小，在这里就不一一列举了。总之，我们在日常生活中一定要多关注自己的身体，特别是一些生活节奏很快的年轻"白领"们。不要单纯地认为反复口腔溃疡是工作压力大、生活不规律导致的，更不要因为这些溃疡可以自己愈合就疏忽大意。这些溃疡可能就是白塞病的早期表现，它是提醒你，应该要去看医生了，要去检查了。不要等到出现了其他症状或是危及生命了才去就医，不要让自己追悔莫及，再多的金钱也买不回自己"原版的"健康身体。另外，男性患者血管、神经系统、眼的受累比女性多见，症状也可能会重一些，所以，一旦男性出现上述症状，更要及时到风湿免疫科就诊检查。

白塞病是风湿免疫性疾病的一种，早期、正确的治疗，效果是很好的。所以，当出现上述一些临床表现或怀疑可能患有这种疾病的时候要及时就诊。首先要选择正确的科室——风湿免疫科。选择正确的就诊科室是治疗该病至关重要的一步，是正确检查、正确诊断、正确治疗的前提。

69. 牛皮癣可以治疗好吗？

临床上常见一些患者，不知道为什么皮肤上有"雪花"一样的皮屑，非常痛苦。这些"雪花"样的皮屑，界限清楚，形状大小不一，皮屑周围伴有红晕；这些皮屑非常容易脱落，稍不注意，衣服上就是一层一层的脱屑，而且奇痒，苦不堪言。

这个现象您说它是病吧，到医院一查，好像除了皮肤的病变以外，其他很少发现异常。因此不少医生也是束手无策，只能对症处理。

其实这个病也是由于免疫系统异常导致的，这是因为免疫系统主要攻击的对象是我们的皮肤，尤其是皮肤的角质层。皮肤的角质层细胞是皮肤最外面的一层细胞，平常这些细胞主要产生皮肤的角质蛋白，这个蛋白很结实，可以保护人体不受外界细菌、病毒等的侵犯。角质层细胞也处于不断的更新之中，您平时洗澡的时候，搓一搓会发现有不少东西被搓下来，这里面除了脏东西以外，还有不少衰老、被更新的角质层细胞。角质层的细胞受到攻击后，死亡速度加快了，就会产生上面所说的"雪花"样的皮疹了。这就是银屑病，也有些人称之为牛皮癣。

银屑病比较轻的时候就表现为皮肤的皮疹和脱屑，但是如果严重的话会伴有皮肤的感染，有些患者也可能伴有关节炎，称为银屑病关节炎。因为这个病主要是免疫系统的异常活化，攻击皮肤所导致的炎症，所以在治疗上应用抗炎药和免疫抑制剂联合治疗，疗效是非常好的。有患者经过我们半年左右的治疗，基本上已经好了（见图 2.6.4 至图 2.6.6）。

但是在这个病的治疗过程中，如果已经伴有皮肤的感染，使用免疫抑制剂时要小心，因为免疫抑制剂削弱了免疫系统对抗细菌、病毒等微生物的能力，有可能使感染扩散。这时候要先加强抗感染治疗，待感染控制了，再用免疫抑制剂治疗就相对安全了。

有些患者在治疗的过程中，不进行正规治疗，病情一好转，就减药甚至停药，这是很危险的。因为这个病若没有得到彻底的控制就停药，会导致病情急剧恶化，严重者可导致"剥脱性皮炎"。这是由于免疫系统在没有得到彻底控

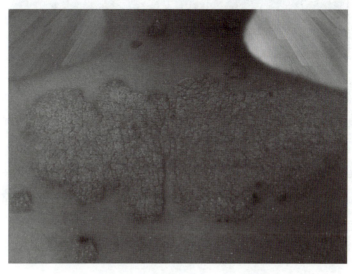

图 2.6.4　银屑病的皮疹（治疗前）

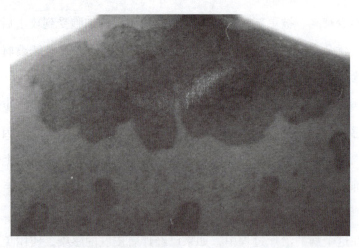

图 2.6.5　银屑病的皮疹（治疗一个月后，还有局部皮肤红斑）

图 2.6.6　银屑病的皮疹（治疗半年后，皮疹基本消除）

制就停药的情况下，免疫系统大面积"反攻倒算"所致。这种情况下是有生命危险的，大家要小心。

再次提醒大家，这个病的治疗可能需要比较长的时间，半年、一年甚至更长的时间，因此要有耐心，千万不要中途停药，或者吃吃停停。而坚持规范治疗一般是能够将病情控制得很好的。

另外，这个病是不传染的，大家不要害怕。

70. 肝炎一定是传染病吗？还是免疫病呢？

人们平常所说的"肝炎"一般被认为是一种传染病，与感染肝炎病毒有关。的确，在我国，病毒性肝炎发病率相当高，但它并不是导致肝炎的唯一病因。近年来人们发现一种特殊类型的肝病，称为"自身免疫性肝病"。该病是一种风湿免疫系统疾病，以前认为该类疾病比较罕见，但是随着人们对这类疾病的认识不断深入以及相关检测技术的发展，临床上发现越来越多这类患者。

自身免疫性肝病是一类与自身免疫功能紊乱相关的疾病，其发病机制以及治疗方法均与病毒性肝炎截然不同，有必要加强对该病的认识。自身免疫性肝病是因为自身免疫系统错误地将肝细胞、胆管细胞作为攻击对象，导致肝脏、胆管受到损伤。该病好发于年轻女性，其临床表现与病毒性肝炎类似，也表现为乏力、恶心、食欲不振、腹胀、体重减轻、黄疸，由于该病的表现与一般的病毒性肝炎有相当程度的类似性，容易造成误诊。但因为该病是免疫性疾病，除了肝炎表现外，常常伴有其他系统病变，如关节炎、皮疹、肾炎、肠炎等，这些病变在医学上称为肝外表现；另外，该病可在血清中发现各种自身抗体以及球蛋白水平升高。有经验的医生可以从中发现线索，从而发现自身免疫性肝炎。

对于慢性肝炎患者，若同时出现关节痛、皮疹、红斑、发热，并且排除了肝炎病毒感染、长期大量饮酒、服用了肝损伤药物等因素，就需要考虑是否存在自身免疫性肝病，到风湿免疫科就诊。自身免疫性肝病与病毒性肝炎一样可以最终导致肝硬化，治疗上强调早发现、早治疗，经正规的免疫抑制治疗可以使临床症状好转，转氨酶和球蛋白水平下降，使病情得到良好的控制。只要及早认识，妥善控制，这个病是可以治好的。如果早期掉以轻心，不正规治疗，肝功能严重恶化的话，治疗起来就棘手了。

71. 为何甲状腺功能异常要看风湿免疫科的医生呢？

不少朋友做体检或者因为患有其他的疾病到医院检查时，医生往往会同时检查甲状腺功能。有些朋友患有风湿免疫性疾病，如红斑狼疮、皮肌炎、硬皮病等，医生也往往将甲状腺功能作为一个必要检查的项目。由此可见，甲状腺的功能对于我们的身体健康、对于医生诊治疾病是非常重要的。

甲状腺是个什么样的器官呢？原来，在我们脖子的前面，喉结的下方有一个蝴蝶状的小器官（见图2.6.7）。这个器官不大，只有4～5 cm长，2～3 cm宽，大概只有半个鸡蛋那么重，一般情况下我们看不到，只有甲状腺生病了，例如有肿大或者生肿瘤了，才可以看到或者摸到。大家在体检的时候，医生通常会摸摸脖子的前面，主要就是看看甲状腺有没有肿大、有没有长瘤等。

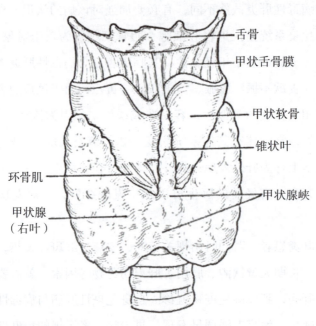

图2.6.7　甲状腺

甲状腺这个器官虽然不大，但是作用非常重要，因为它生产一种叫做"甲状腺素"的激素，而甲状腺素对身体的很多器官都有影响，如果缺乏甲状腺素，小孩的生长发育就会停止，人身体内因为产热功能出现异常而经常怕冷，也会引起神经和肌肉方面的异常。但是这个激素是不是越多越好呢？也不是。甲状腺素过多了也会出问题，如引起怕热、多汗，影响心脏、消化、血液系统，诱发糖尿病、骨质疏松、突眼等。因此，健康的甲状腺必须制造"适量"的甲状腺素，不能过多也不能过少。

甲状腺是很容易生病的，甲状腺生病的结果，不是甲状腺素多了，就是甲状腺素少了。如果甲状腺素多了，医学上就叫做"甲状腺功能亢进症"（图2.6.8）；相反，如果甲状腺素少了，就叫做"甲状腺功能减退症"。甲状腺功能亢进或减退的原因有很多，如缺碘、甲状腺发炎、内分泌机能异常、肿瘤以及一些遗传性疾病等。

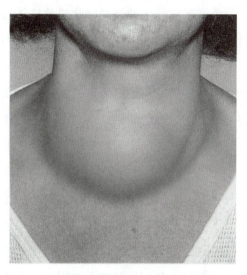

图2.6.8　甲亢引起甲状腺肿大

甲状腺出了毛病，大家首先想到的问题就是，应该去什么医院看，看什么科，找什么样的专家？目前在很多情况下，一旦出现了甲状腺方面的问题到医院去看的时候，常常会推荐去内分泌科或者普通外科看病。对于甲状腺功能亢进，内分泌科或者普通外科治疗，无非是从两个方面进行：其一是打压、控制分泌甲状腺素的细胞，从而抑制甲状腺素的分泌，如使用丙硫氧嘧啶、甲巯咪唑、卡比马唑等药物。但是这种方法时间久了，药物的效果往往不是那么好，出现了所谓的"耐药性"。其二，干脆将分泌甲状腺素的细胞杀死或者通过手术的方法，将一部分甲状腺切除，这样分泌甲状腺素的细胞少了，甲状腺素自然就少了。但是，这种方法也有很大风险，就是难以拿捏好杀死或者切除甲状腺细胞的量。如果杀死或者切除的甲状腺细胞少了，病情没有得到控制或者容易导致复发。相反，杀死或者切除的甲状腺多了，就会出现甲状腺功能减退。所以医生往往进退两难。

有没有更好的方法可以从根本上治疗这些甲状腺的疾病呢？其实，甲状腺的很多这些异常都是由于体内免疫系统的异常所导致。现在已经知道，免疫系统的异常既可以导致甲状腺功能的亢进，又可以导致甲状腺功能减退。为什么是这样呢？这是因为，免疫系统产生的针对甲状腺的抗体有多种多样，有些抗体能够刺激甲状腺的细胞分泌更多的甲状腺素，这时就会引起甲亢；而有些抗体能够破坏甲状腺的细胞或者打击其生产甲状腺素的功能，这时候就会引起甲状腺细胞发炎，导致甲状腺功能减退。更为重要的是，甲状腺功能的异常可能只是免疫系统异常的一个早期表现，如果这个阶段不进行正规治疗，免疫系统的紊乱没有得到及时纠正，将来进一步发展，就可能损害其他器官，引起更为严重的风湿免疫病。

弄清楚了这个道理，我们不难明白，如果能够成功地控制调整好免疫系统，使其不产生那么多干扰甲状腺功能的抗体，不就可以从根本上治疗一些甲状腺疾病，同时阻止其发展为更为严重的风湿免疫性疾病吗？

那如何才能控制好、调整好我们的免疫系统呢？这就需要患者朋友到大医院的风湿免疫科就诊了。因为风湿免疫科是治疗免疫性疾病的专业科室，很多在其他科室认为是"不治之症"或者"疑难病"的病症是免疫系统的异常所致，这时到风湿免疫科往往可以得到有效的治疗，因此风湿免疫科也往往被称为"疑难病诊治中心"。由于风湿免疫科在我国的发展历史不长，现阶段往往还只在少数大城市的大医院或者大学的附属医院设置该科室，从而造成很多患者"求医无门"的局面。

72. 风湿免疫病会影响神经系统吗？有何症状？

在生活中，很多老百姓以为风湿免疫病就是影响关节的，他们可能并不知道风湿免疫性疾病其实是全身性疾病，除了骨头、关节外，风湿免疫病还可以累及其他很多的器官、系统，比如呼吸系统、循环系统、血液系统、消化系统等，更不会想到神经系统病变也会与风湿免疫性疾病相关。在此，我们普及一下风湿免疫性疾病的神经系统表现。

首先，让我们一起来了解下神经的基本构造。在日常生活中，灯光、家电等是我们非常熟悉和不可或缺的东西，而要想让灯发光、家电正常运转，就必须有电流。电流是通过电线传输的，电线外边是绝缘的塑料层，塑料层里边包绕着金属丝线，里边有电流流动。我们身体的神经纤维很像电线：外边包绕着绝缘的髓鞘，里边则走行着神经束，传导神经信号。跟电线不一样的地方是，这些神经纤维需要血管提供血液滋养，提供氧气和营养物质。

可能您会问"既然神经就像电线那样，那会不会也出现短路之类的异常状况啊？"当然会啦，但不像真实的电线短路那样，会突然间没电，或者是着火，神经系统出现毛病有它自己特殊的表现。前面已经介绍，神经纤维需要血液提供氧气和能量，如果因为风湿免疫病导致血管炎症，将会导致血管管腔狭窄，甚至堵塞，神经纤维得不到氧气和血液的滋养，会慢慢地老化，最终影响神经纤维传导的功能。我们在临床工作中经常听到患者说，"医生，请您帮我看一下，我最近几个月觉得双脚越来越没力气，没走几步就觉得肌肉乏力、酸痛，而且有时候觉得麻麻的"；也有一些朋友会说，"虽然手脚都够力气，但总觉得不自在，四肢皮肤有时候感觉辣辣的，就像被火烧到一样，有时候又有针扎的感觉，或者很痒很麻很酸"。这些都有可能是神经纤维出现毛病的表现，主要表现为肌肉无力、感觉异常。特别是感觉异常，往往会在休息或半夜睡着的时候更加明显，影响睡眠质量，有些患者就通过反反复复地摩擦皮肤或者活动来缓解不适感。

这是血管病变引起的神经系统症状，也有一些是非血管性病变引起的。可能您的父母亲会有手麻、脚麻之类的不适，这是因为本来容纳这些神经纤维的骨头孔或者所通过的骨头缝间隙比较大，神经纤维经过的时候，可以"从从容容"。但是因为骨头结构发生变化，使得通过的间隙一下就变窄了，把神经纤维给压到，就会有了手麻、脚麻之类症状。大家可能都有上厕所蹲久了、脚麻了，两个脚针刺一样疼痛，甚至站不起来，要等一会儿才能恢复的经历，这就是蹲的时间长了，两个下肢的神经受到了压迫导致的。同样的道理，有一些自身免疫病，出现关节骨头的病变时，就可能会出现神经纤维受压的情况，比如类风湿关节炎患者会出现手腕部的肿胀，而手腕里边有一个特殊的结构，叫"腕管"，腕管就像一个狭长的通道，里边走行着好多神经纤维，因为空间狭小，而且四周组织坚硬，几乎没有缓冲的余地，一旦里边压力增大，就会直接压迫神经纤维。如果压迫到桡神经的话，就会导致桡侧三个半指头，就是我们的拇指、食指、中指以及示指半个指头的刺痛、麻木或者肿胀感，有时候这些疼痛可以放射到肘关节甚至肘关节以上，严重时常常在夜间痛醒，甩甩手或者将手下垂到床外可以稍稍缓解不适。可能您会问"我就是小指出现麻木，拇指那些都没有，也可能会是风湿免疫病引起的吗？"是的，也有可能。因为如果关节病变压到了尺神经，就会出现小指的麻木、疼痛、皮肤感觉减退等。临床上我们还可以见到有些患者诉说足心或者足趾老是感觉到烧灼性疼痛，这是由于支配下肢的胫神经受到挤压引起的，这种情况在类风湿关节炎中较为多见。有些人会问，我们的颜面部会不会也受到影响呢？当然会啊！因为我们的颜面部也有神经分布，压到了面部神经，也会出现面部麻木，有时伴有烧灼样疼痛，双侧颜面部均可累及，但常常是不对称的，而且在口唇四周症状最为明显。

有些患者朋友"久病成医"，对人体构造有一定的了解，可能会问，"脑子也是神经系统啊，那脑子也会受到影响吗？"是的，脑子也称作中枢神经系统，照样会受到风湿免疫系统的影响。大致上，风湿免疫病引起的中枢神经系统损害不常见，大多数较轻，不少病情自己会停止发展。但必须注意的是，在有些自身免疫性疾病中，一旦累及中枢神经系统，则往往提示病情严重，常常是导致患者死亡的主要原因。比如，我们经常听说的系统性红斑狼疮以及抗磷脂综合征等，容易出现脑卒中，就是我们说的脑血管意外；也有一些风湿免疫病患者突发癫痫，出现抽搐、牙关紧闭、小便失禁等症状。最为常见的中枢神经系统症状就是头痛了，这是由于颅内的血管有炎症，导致血流不畅引起的。

其次，了解风湿免疫性疾病引起的神经病变之后，我们就应该注意自己或者身边的人有没有上述症状，特别是在出现了这些症状之后，更应该排查一下是不是与免疫系统有关联。一旦明确有风湿免疫病引起的神经系统病变，就需要风湿免疫科医师和神经内科医师相互协作，制订一个合理的治疗方案。

73. 为何癫痫患者要查一查有没有风湿免疫病呢？

老百姓们喜欢用"疯疯癫癫"这个词来形容一个人脑子出了问题，这些人说话语无伦次、行为举止异常，经常令人捧腹大笑，有些极端的还具有暴力倾向。然而，在现实生活中，还有这样的一类群体，他们平时智力、思维、情感都和正常人没什么两样，但不知什么时候就会突然间像变了一个人似的，他们有的突然嘴角歪斜、口水从嘴巴里流出来，拳头紧紧地握着，不敢动弹，生怕稍微一动就跌倒；有些人更严重，他们不知道自己在哪里，记不起身边的人是谁，对周围的环境充满陌生、恐惧和抗拒感。您可能会问"哎呀，这是怎么啦，大白天的，好像中邪了似的，究竟是怎么回事啊？"其实，这些人是患了一种叫做"癫痫"的疾病。

或许您会问"癫痫是一种什么病啊，怎么这么奇怪的？看着一个挺好的人，怎么就变成这样呢？究竟是哪里出了毛病啊？"

我们的大脑是一个非常精细而且功能异常强大的结构，就相当于电脑的中央处理器（简称CPU），里边布满了各种各样的连接，如同互联网。大脑有各种各样的信息流动，这些信息是用来控制人体的思维、语言、行为等复杂活动的。当我们的大脑出现异常的信息流动，而且这些异常的信息源不断地向外周输送时，就会出现错误的指令，使得人体出现肌肉痉挛、咬舌头、翻白眼等状况，用专业的语言来讲，就是大脑的细胞"异常放电"，导致了大脑功能的紊乱。

经我们这样一解释，可能您对该病有了一点感性的认识，"哦，原来是脑子出了问题，那赶紧的，找神经内科大夫看看该怎么处理吧"。这是很多老百姓都会有的想法。是的，癫痫有很多是由大脑的结构与功能异常引起的，比如以前出现过脑外伤、脑子长肿瘤了、脑子急性感染以及受过一些药物、毒物等，建议请神经内科和神经外科医生一起诊治。但还有60%～70%的癫痫不知道是什么原因引起，应用颅脑科常规的检查手段，比如脑电图、颅脑CT、颅脑MRI、MRA等都找不到相关病因，这时候，就应该考虑一下是不是免疫系统出了毛病。

临床上，我们有时会见到一些系统性红斑狼疮的患者，他们有时表现得没精打采，或者是突然间像变了个人似的，情感很不稳定，严重的时候就会出现前面所讲的流口水啊、肌肉抽搐啊等等癫痫症状，这些患者大多是因为狼疮病情没控制住，使得肾脏受到累及，肾脏排泄毒物的功能受到了影响，这些毒物就跟着血液"跑"到脑子里边去了，就像电脑病毒入侵了一样。我们知道，电脑中毒的话，电脑会运行不畅啊、反复关机开机啊、出现乱码啊等等，人的脑细胞也会出现功能异常。还有一些风湿免疫科的疾病，比如一些血管炎性疾病，会影响到脑子里边的血管，出现血管炎症，血管变得狭窄，血液流动不顺畅，局部脑细胞出现缺氧、缺血等病理状态，也会诱发癫痫的发作。所以，如果脑子出毛病了，发出错误的指令，很可能是由风湿免疫系统出了问题引起的，及时到风湿免疫科就诊，可能能够帮您把"始作俑者"揪出来。

认识到癫痫和免疫系统的关系之后，您可能又会有这样的疑问"脑细胞出了问题，风湿免疫科大夫能给我们做什么检查呢？有没有用的啊？"我们可以负责任地告诉患者朋友们，风湿免疫系统的相关检查，对于明确癫痫的病因是有很大帮助的。比如，有一种病叫"抗磷脂综合征"，它会引起血管血栓形成和血小板减少，一旦形成血栓，就会把血管给堵住，血液流不过去，就像田里土地得不到水的灌溉一样，大脑组织也会"干旱""缺水"；而血小板是身体内用来防止出血的，如果血小板少了，出血就会止不住，出血在皮肤表面的可以看得见，但如果内脏出血，或者大脑出血的话，那就非常凶险了。出现这些状况，轻则引起像癫痫、头痛头晕之类的病症，重的话可能会危及生命。风湿免疫科大夫建议出现癫痫症状的朋友尽快到风湿免疫科完善相关检查，比如免疫五项、自身抗体谱（包括抗心磷脂抗体、血管炎3项、抗核抗体等）、类风湿 3 项（包括类风湿因子 IgM、IgG 和抗 CCP 抗体）、血沉、C - 反应蛋白、24h 尿蛋白以及一些常规的检查。

最后，您可能还有疑问"就算查出来是免疫系统出了问题，那又该怎么治疗呢？"。原则上，如果查出来机体有炎症指标（血沉、C - 反应蛋白）升高，可以应用抗炎药控制，特别是一些本质为血管炎的疾病，更应该加用此类药物；如果自身抗体谱有相关抗体的阳性，就要结合相关的临床症状和其他一些检验指标，明确具体是哪种风湿免疫病，再根据有无相关并发症，选择合适的免疫抑制剂治疗。需要说明的是，这些治疗是非常个体化的，每个人的情况不同，是需要有经验的大夫根据您的自身情况，以及用药后的反应等做相应调整的。因此，一定要找有经验的风湿免疫科大夫，切忌"病急乱投医"。

如果您经过各种检查还是查不到病因，这时就要靠医生的经验帮您判断了。有经验的医生还是可以通过对临床症状的仔细整合，大致判断出一些疾病的可能性，进行一些相应的治疗的。

三、治疗篇

（一）药物治疗

74. 长期、规律地应用免疫抑制剂有那么重要吗？

几乎所有的风湿免疫病患者都需要长期、规律地使用免疫抑制剂进行治疗。但是很多患者在疾病初期能够坚持用药，一旦疾病缓解，就很难再坚持用药了。有很多患者，无论我们怎样苦口婆心地劝导要规律用药，他们总是不相信，总是认为自己已经好了，吃药既花钱，又会有那么多副作用，于是就自行减量或者停药；然而往往到最后，又总是追悔莫及。

下面介绍两位我们接诊过的患者，希望他们的经验教训大家能有所借鉴。

第一位是一位女性患者，56岁，某学校退休教师，类风湿关节炎病史13年，左膝关节置换半年。这次入院，是因为背部疼痛难以忍受，无法平卧休息。入院后询问病情得知：患者10年前，自觉关节症状好转，于是，就觉得没事了，自己把药停了。中途多次复发关节疼痛，入院治疗后，回家又总是自行减量或停药。终于，1年前左膝关节出现了严重的问题，疼痛难忍，无法弯曲。入院检查发现，左膝关节间隙狭窄，几乎消失，于是医生在无奈之下，给她进行了左膝关节置换术。但是，她仍然没有按照医生的嘱咐继续治疗，于是全身多个关节发炎了。这次入院一检查，医生几乎不敢相信：她的双手多个关节不但有压痛，而且出现严重的畸形，左手腕关节强直，双足多个关节畸形。入院后医生给予相应治疗，虽然背部疼痛症状缓解，但是右膝关节仍无法弯曲，最后又进行右膝关节置换术。在治疗过程中，我们和患者慢慢熟悉了，也就聊得多了,她总是说,觉得自己关节不痛了,就不用吃药了,或者可以少吃几片药,于是自己就自作主张停药或者减量,没想到停药会有这么大的危害。现在每每谈起这事她总问我们:"大夫,我要是现在坚持吃药,关节能不痛,能活动么?"我们也不知道该怎么安慰她,只能说:"现在吃药,关节破坏能够控制,不再发展。"也不知道我们的话她听进去没有,希望她以后能够坚持吃药,控制好关节炎,摆脱疼痛的折磨。

另一位患者也是女性,52岁,某国企员工,类风湿免疫病史8年。这次是因为服用甲氨蝶呤和羟氯喹后自觉恶心呕吐,转氨酶增高,因此入院调整用药。医生检查发现,其左手食指和中指的近端指间关节压痛,右手中指和无名指指间关节压痛,其余关节均能正常活动,无压痛。询问病史得知:患者未曾使用昂贵的药物,仅仅靠甲氨蝶呤和羟氯喹维持治疗,但是患者有一条做得很好,医生告诉她怎么吃药她就坚持怎么吃,从来不自行改药,一旦有任何不适就门诊随访就医。她的治疗在此就不详述。最后调整好用药后5天出院。

这两个例子,有很多类似的地方,如年龄差不多,都患了类风湿关节炎,结局却有着天壤之别,大家可以对照着看看。类风湿关节炎和很多风湿免疫病一样,长期、规律地服用免疫抑制剂,就能够有效控制。但是很多时候,患者自作主张,往往就产生了严重的后果。

希望大家能够在医生的正确指导下,用好免疫抑制剂,控制好病情,提高生活质量,使生活幸福快乐。

75. 为何不能乱用所谓"提高免疫力"的药物或补品呢?

门诊或者网络上,常有不少患者朋友问:

"孙大夫,我得了风湿免疫病,是不是免疫力弱了呀?能不能给我开点药,补一下,提高一下免疫力,我的病就好了?"

"孙大夫,我最近得了风湿免疫病,有人说是免疫力低了,因此我从医院开了一些胸腺素、转移因子等,还在医药商店里买了不少提高免疫力的药物,您说能不能吃呀?"

"孙大夫，最近我的一个朋友听说我得了风湿免疫病，特地从外国给我买来了很好、很贵的补品，但我又听说风湿免疫病的人是不能乱吃补品的。您说那东西那么贵，又是朋友买的，丢了觉得可惜，您帮我看一看，到底能不能吃呀？"

……

听到这类问题，我总是耐心地解释，力求使这些患者朋友明白为何风湿免疫病的患者不能乱吃所谓的"提高免疫力"药品或者补品。但是这类问题还是不断碰到，因此这里给大家谈一谈我的看法和体会，供大家参考。

为了回答这个问题，我们先来回顾一下什么是"疫"，什么是"免疫"，什么是"免疫系统"，什么是"免疫力"。

如果您上网百度一下就会知道疫的含义，即流行性急性传染病，包括瘟疫、鼠疫、流感疫等，而瘟疫中"瘟"的含义主要是指发热。因此所谓"疫"、"瘟疫"主要是指以发热为主要症状之一，具有传染性质的急性病。当然现代医学已经知道，这类疾病就是现在大家所熟悉的感染性传染病，其罪魁祸首就是细菌和病毒这些我们看不见的小小的"坏家伙"。由于这些传染病来势凶猛、危害极大、死亡率非常高，因此，疫情、检疫、防疫、免疫等工作就不光是医生们的事情了，有时候需要医务人员和政府、全社会一起上才能战胜一场大的传染病。大家想起SARS或者禽流感，还心有余悸吧。

知道了疫的含义，我们就很容易理解免疫了。所谓免疫，就是免除或者消除疫、瘟疫，而免疫力也就是对付这些细菌和病毒的能力了。

为了对付细菌和病毒等这些侵害我们人体的小小"坏家伙"，人的身体经过长期的进化形成一套系统，专门负责侦查、抓捕、审讯、判决以及执行等工作，不但要杀死那些已经进入人体的、对人体极为有害的细菌或者病毒等，而且要防止它们继续侵入人体，这个系统就是我们身体的免疫系统。

遗憾的是免疫系统的进化是非常不完全的，在侦查、抓捕、审讯、判决以及执行过程中，常常容易出错。特别是当"风"和"湿"等损害我们的身体、引起发炎的时候，身体的免疫系统有可能误认为是细菌或者病毒又来了，因此急急忙忙跳出来了,但是找了半天,没有找到病毒和细菌,就把自己的组织或者细胞当作细菌或者病毒等有害的微生物加以攻击,如果这种攻击厉害了,就会得自身免疫性疾病。很多患者之所以患上类风湿关节炎、强直性脊柱炎、红斑狼疮、皮肌炎等都是因为这个原因。

讲到这里,大家就觉得明白了。

"嗯,我知道了,原来免疫力有两层意思:'好'的免疫力是针对有害细菌或病毒等坏的微生物的,'坏'的免疫力是针对我们自己的。当细菌或者病毒等微生物入侵的时候,增强机体的免疫力是有利于我们抗感染的;但是患风湿免疫病的时候,免疫系统反而是针对自己的,这时候增强免疫力,反而会加重我们的病情"。

"原来我们的免疫力是蛮复杂的呀,吃药的时候可得小心,否则花了钱,不但不治好,反而加重病情,得不偿失呢!"

"原来这样,那朋友送我的那些能够提高免疫力的补品和药品,我只要在细菌或者病毒来攻击的时候才用,就没有问题了吧。"

朋友们的这些说法有一定道理,但是还不科学,建议大家在患病的时候,不要随便吃药,尤其是所谓提高免疫力的补品或药品。我给大家提几点建议供参考。

(1)感染性疾病和风湿免疫病的症状非常相似,例如都可能有发烧、关节痛、肌肉痛等,患者自己是没有办法区分的,非专科医生也很难区别。因此,一旦出现不适的症状,建议找专家看一下,检查一下,到底是什么原因生病了,最后再对症下药,才能药到病除。

(2)身体的免疫力低下是有的,但是很少见。这体现在以下几个方面:①出生的时候免疫系统有缺陷,不能产生正常的免疫细胞以及一些重要的免疫分子,如抗体、补体等,因而这些小孩对细菌和病毒的抵抗力很差,很容易感染,这样的小孩是很难长大的。曾有一个电影说的就是这个故事,那个小孩由于免疫系统缺陷,不能与外界的空气和人接触,否则就会因细菌或者病毒感染而死。他的父母为他建了一个玻璃房屋,里面进行无菌消毒,他一个人住在里面，但就是不能出来。而我们大部分成年人是没有免疫系统功能低下的。②做器官移植，如肾移植、肝移植、骨髓移植的时候，医生为了防止免疫系统排斥移植的器官，用了大量的免疫抑制剂，这时免疫系统功能低下，就容易感冒或者出现其他感染。③核辐射。例如日本福岛核电站出事后，一些放射性的物质放出来，进入人体，这些射线就会损害免疫细胞，导致免疫力低下。但是，正常的人是不会免疫力低下的。

（3）在身体健康的时候，免疫力不会低下，就不能老是吃那些提高免疫力的补品或药品。免疫系统为了对付将来不知道什么时候会来袭击的细菌或者病毒等微生物，需要的只是足够的营养，而不是"没事老刺激它"，因为这些刺激会无谓地消耗免疫系统的细胞和能量。一些所谓提高免疫力的药品，可能有一时的刺激免疫系统的效果，但是如果免疫系统老是受到一些无关紧要的刺激，等到真正的、大的传染病来临的时候，反而派不上用场。"狼来了"的故事，可能大家都听过，说的就是这个意思。

而对于正在使用免疫抑制剂治疗的风湿免疫病患者，用所谓提高免疫力的药物更要小心，因为这些药物如果产生效果的话，可能会干扰医生的治疗，而产生意想不到的后果。

所以平时，我们只要注意足够的营养，不要有太大的工作压力，保证充足的休息，保持愉快的心情就够了。

（4）免疫力是不能随便提高的，所谓风湿免疫病就是免疫系统的功能太强了，但是没有打击到细菌或者病毒，反而攻击我们自己的细胞或者组织。这时候如果加强免疫力，不就加重疾病了吗？相反，风湿免疫病的患者用的药物大多数是免疫抑制剂，使得免疫功能有一定的下降，这时候免疫系统就不会那么厉害地攻击我们身体的细胞或者组织了，但也有引起感染的风险。所以，作为专科医生要拿捏好用药的种类和剂量，达到既控制风湿免疫病病情，又不至于引起感染的目的。正是因为免疫制剂的应用有比较大的风险，所以我们非常强调要在专科医生的监控和指导之下应用。

（5）那为什么电视上、报纸上很多人都说要提高我们的免疫力，而且说提高免疫力就可以达到防病的效果了呢？这里主要混淆了两个概念：我们所说的免疫力是指身体对抗感染性疾病的能力，即杀死和排除致病性细菌或病毒的能力。但是报纸上和电视上所说的"免疫力"可能将概念扩大了。很多类似的节目说的"免疫力"实际是指"免除疾病的能力"，从这个概念来讲，提高"免疫力"就可以包治百病，如治疗心脏病、肺病以及其他的疾病了。

（6）值得提醒的一点是，有不少人为了商业利益，故意混淆一些概念，夸大产品的功能，把很多药物或者所谓的补品，说成是能够提高免疫力，利用的就是人们希望通过吃一些东西，而达到防病治病目的的心理。只要一说这个东西可以"提高免疫力"，就会有不小的市场。其实，这些东西大多数没有经过严格的临床验证，而上电视播广告的时候，又没有严格审核，导致这类广告泛滥，实在令人揪心。例如，有一些所谓的药品，宣传从头到脚的炎症都能治，而且即使关节畸形、关节粘连了，连"骨缝"都没有了，但是只要吃了这个药，还是能够将"骨缝"打开。但是据我所知，这样的情况下，只有外科手术、置换关节才能打开关节（"骨缝"）。

总之，希望大家对"免疫力"有一个正确的认识，弄清楚其内涵，不要盲目吃所谓的补品，将那些买补品或者所谓提高免疫力的药品的钱省下来，用在"刀刃"上，用在那些对我们身体真正有治疗作用的药物上，从而能够更好地治疗风湿免疫病。

温馨提示：现在是电视和网络的时代。在广告上，对于一些"用"的东西，对其功能进行渲染、炒作会带来高的收视率，东西卖得快一些。但是对于一些"吃"的东西，如食品和药物就要尤其小心。有关部门对于药品、保健品的监管不到位，有些广告夸大疗效、虚假宣传，只要宣称这个东西能够"提高免疫力"就有不错的销量，因此您可以看到电视上不少东西都可以"提高免疫力"。买的时候，大家自己心里要有数，要明察秋毫。

人的免疫力需要的是正常反应，而不是没事找事去"提高"它，相反，很多免疫性疾病都是因为免疫力过强引起的。

那么您会是那位靠看电视或者报纸的广告买药治病的人吗？

76. 干吗要吃那么长时间的药呀？

患了风湿免疫病，比如类风湿关节炎、强直性脊柱炎、红斑狼疮等的患者，来就诊时我都跟他们说，这个病是可以治好的，但是就是要长期吃药，大部分患者要吃一年以上，有些患者要吃两三年。

听到这些，大家七嘴八舌，说什么的都有。

"不是吧，这病怎么那么难治呀，能不能快点好呀，千万不要吃那么长时间的药啊！"

"我这个人老是忘事，那么长时间，我可坚持不了。"

"我吃了一段时间的药，关节不痛了，症状也好多了，我觉得不吃药没有问题，医生可能说得不对吧。"

"我觉得这个病是治不好的，要不干吗要吃那么长时间的药，很多病一般只要吃两个星期的药，至多吃几个月的药也就好了呀！"

由于思想上没有想通，在行动上自然就不是那么配合了。有些人吃了一段时间的药，觉得病情好多了，就不来看病了，也不吃药了，导致病情复发；有些人吃了几个星期或几个月的药，觉得症状没有好，就怀疑医生开的药方不对，因此到别的医生那里去看了；不少人觉得西医治不好，就试试中医吧，因而在不同的医生之间奔来走去，但是病情控制得不是很满意；还有些患者，非名医不看病，但是路途遥远，身心疲惫，花费巨大，回到家后不久又恢复了原样。

种种状况使我感觉到：如果不将风湿免疫病需要长期吃药治疗的道理讲清楚，患者是不会主动配合的，而如果患者不主动配合，本来能够治好的病也变得难治了。那么为什么风湿免疫病的患者要吃"那么长时间"的药呢？

其实道理很简单，这是因为免疫系统是有很强的记忆能力的。大家对我们人类的记忆能力都很熟悉，一个人曾经帮助过自己，就记住这个人是好人，下次见到这个人的时候，就会对他特别好；而如果一个人曾经害过自己，就记住这个人是坏人，下次见到的时候就会特别恨他。也就是说，有了记忆以后，下次见到同一个人时，人的反应在同一个方向上会更加强烈。免疫系统也是具有记忆特性的，如果它"见"到一个细菌，而且认定是坏蛋的话，下次"见"到这个细菌的时候，就会很快将这个细菌杀死。因此，第二次"见"到同样细菌的时候，由于有记忆细胞存在，免疫系统的反应"既快又强"。小孩子打疫苗，就是这个道理，医生打的疫苗是死细菌或者病毒，不会危害人体，但是人的免疫系统记住了这些细菌和病毒的特征，下次同一种细菌或者病毒再来侵犯人体的时候，还没有来得及引起疾病，就被免疫系统杀死了，而人可能一点感觉也没有。可见具有记忆能力的免疫系统是多么高效和强大。而且重要的是，这种记忆能力对于一个整体的人及其免疫系统都是特别强。免疫系统常常要记住细菌或者病毒好多年。

免疫系统的这种超强的记忆能力和超强的反应能力使其在抗击细菌或病毒等感染的时候非常高效。但是患风湿免疫病的时候则出现了相反的情况，免疫系统把自己的组织和细胞当作敌人，这时候这种超强的记忆和反应能力就给治疗带来了困难。由于记忆细胞功能强大，因此当风湿免疫病患者在感染、手术、分娩、人流，甚至受凉、晒太阳和劳累的时候，就容易活化这些记忆细胞，从而伤害他们的关节、肌肉、皮肤甚至内脏。同时由于记忆细胞寿命特别长，一般要按年计，所以要控制这些记忆细胞的功能就不那么容易，也不是几个星期或者几个月能够解决的。

我们之所以在治疗风湿免疫病的时候需要长时间用药，就是要控制住记忆细胞的功能，当然需要的时间就要按年计了，请大家一定要有耐心，与医生好好配合，长期治疗，那样病才会治好。

77. 为何白细胞容易减少？如何预防和治疗？

（1）白细胞是什么，从哪里来，作用是什么？

人体血液中有多种不同的细胞，它们随血液流至全身。这些细胞主要包括白细胞、红细胞和血小板。红细胞是运输氧气的，血小板是参与止血的，而大家对白细胞最初的概念可能就是白血病患者体内有很多白细胞。可是白细胞从哪里来？究竟是什么样子的？它对人体的作用又是什么呢？

骨髓是人体的造血器官，因为骨髓里有造血细胞，经过一系列复杂的过程，生成人体所需的白细胞、红细胞及血小板，并源源不断地输送到全身。就像人会慢慢衰老一样，血细胞也有一定的寿命，需要不断进行新陈代谢，每天都有一部分衰老的血细胞被清除，同时又有一部分新生的血细胞进入血液循环。红细胞的平均寿命是 120 天，血小板的寿命较短，白细胞的寿命长短不一，短则数小时，长则几年。

白细胞的主要功能是"吃掉"进入机体的细菌，防止疾病发生。白细胞是人体与疾病斗争的"卫士"，当病菌进入人体体内时，白细胞就会"聚集"到病菌入侵的部位，将病菌包围住并"吃"掉，同时骨髓也会产生更多的白细胞参与战斗。

（2）为什么白细胞容易减少呢？

正常人血常规中白细胞数目为每升血液 $(4\sim10)\times10^9$，当低于 4×10^9 时，被称为白细胞减少。因为白细胞在体内发挥着重要的作用，所以白细胞减少是非常严重的问题。产生不足、破坏过多是引起白细胞减少的原因。例如，长期接触放射线、肿瘤的放化疗、骨髓造血功能障碍、脾功能亢进及自身免疫病等，均会引起白细胞减少。

对于风湿免疫病，引起白细胞减少最常见的原因就是疾病本身，再者就是治疗药物引起的副作用。

风湿免疫病又称为自身免疫病，那么为什么自身免疫病本身会引起白细胞减少呢？自身免疫病，大家从字面上可以理解，"免疫"即免除瘟疫，"自身免疫"即自己把自己当作瘟疫来免除，也就是出现了自己损伤自己的情况，其特点是在环境、遗传等因素共同作用下机体的免疫系统出现异常。什么是免疫系统？回顾一下上面讲到的白细胞，它的主要功能是清除病菌，防止发病，可以认为白细胞是免疫系统的一部分，用来免除细菌、瘟疫。但是在自身免疫病的过程中，免疫系统出现异常，产生了很多损伤机体自身的东西，即自身抗体，其中包括损害血细胞的抗体，所以会出现白细胞、红细胞或血小板减少。

另外一个引起白细胞减少的原因是由药物引起。大家都知道，是药三分毒，所以不管什么药的说明书都会大篇幅地说明它的副作用。因为大部分药物是通过胃肠道吸收、肝脏和肾脏代谢，所以会有胃肠道不良反应和肝肾毒性，另外就是对骨髓有抑制作用。我们风湿免疫科用的药物很多是免疫抑制剂，因为有个体差异，比如某患者对某种药特别敏感，有可能出现免疫抑制过度，就会抑制骨髓造血，出现白细胞减少。

（3）白细胞减少的预防和处理。

如果出现白细胞减少的情况，尤其是持续时间比较长，一定要到风湿免疫科专科进行检查；如果确诊是自身免疫病，就要控制疾病本身，要用到免疫抑制剂，但是免疫抑制剂本身又有可能引起骨髓抑制、白细胞减少，所以更要到风湿免疫科专科进行规范化治疗，准确把握用药种类和剂量，定期随访，调整药物。通过与医生互相配合，一定能取得满意的疗效！

78. 为何风湿免疫病特别强调个体化治疗？

风湿免疫病是一大类自身免疫性疾病，是由于人体的免疫系统异常激活，产生了针对自己正常组织的免疫细胞和免疫分子。异常活化的免疫系统会损害全身各个组织和系统，因此表现也各种各样，有发烧、关节肿痛、口腔溃疡、皮肤疹子或溃疡、肚子痛、贫血、出血、血尿、蛋白尿，甚至胸闷、憋气、头痛等。我们生活中常常听到的骨关节炎、痛风、类风湿关节炎、系统性红斑狼疮、强直性脊柱炎等疾病都属于风湿免疫病。

一听到这些疾病，大家第一反应可能就是，这些病不好诊断、病程很长、很难治愈，甚至有些人更是说风湿免疫病是不死的癌症。总之对于风湿免疫病的治疗信心不足，觉得一旦得了就没治了。其实不然，风湿免疫病的治疗远远没有想象中那么悲观，是可以控制和达到临床治愈的，其中的一个重要法宝就是个体化治疗。

谈到风湿免疫病的治疗，我们不得不先说一下风湿免疫病的发病特点。风湿免疫病的表现多种多样，可以侵蚀不同的系统与器官，出现多系统的损害，如掉头发、关节痛、口眼干燥、发烧、皮疹、肌肉酸痛等。同一种疾病可以表现不同，比如系统性红斑狼疮早期的表现有的以发热、关节痛为主，有的是面部红斑或皮疹。而同一种症状如关节痛也可以出现在不同的疾病中，如关节痛在类风湿关节炎、痛风、强直性脊柱炎等多种风湿免疫病中都可以出现。不同的年龄、性别、生活环境和习惯的患者，同一种疾病的表现和进展情况可能都会不一样，甚至同一位患者在疾病的不同阶段表现也不一样，比如女性红斑狼疮患者在怀孕期间疾病的进展、复发概率要明显高于其他时期。并且由于患者的种族、性别、年龄等个体间差异，同一种疾病的不同患者对药物的反应性、耐受性都不一样，比如有些药物白种人效果很好，黄种人的效果欠佳；有些患者可能对于某些药物比较敏感，治疗效果也比较好，而另外的患者可能就没有这么好的效果；有些患者对药物的耐受程度较高，不容易出现不良反应，而有些患者对某些药物比较敏感，容易出现不良反应。

为什么我们说风湿免疫病需要个体化治疗？主要是由于患者的病情轻重程度不一，年龄及伴随疾病等差异，对药物的反应性、耐受性等也不相同，这就需要医生根据其临床特点"个体化"选择药物的种类、"最佳配方"、疗程以及是否与其他药物或方法联合。个体化用药是治疗风湿免疫病的核心，根据病情特点为患者选择疗效显著并且无明显不良反应的个体化治疗方案，从而达到控制病情的目的。临床上，既不能单纯强调疗效而忽视药物的不良反应，也不能因为担心出现不良反应而不给予积极规范的治疗。应强调在疗效最大化的同时尽量避免或减少不良反应。如免疫抑制剂和激素的剂量及疗程在不同患者必然有区别。在临床上，必须为每一位患者选择最为有效，且无明显不良反应的治疗方案，并坚持足够的用药时间，从而使患者的病情得以缓解。而对于少数顽固性重症或晚期患者更应强调给予个体化治疗，阻止病情，控制进展。

我们经常会遇到一些患者会轻信别人的药方，听说谁和自己得了同一种病，吃了某某药方就好了，于是借别人的药方抄一抄，也拿来吃。这样其实是很危险的，疗效有没有尚且不说，不根据自己情况就随便吃药，很容易对自己的健康造成危害，因为个体间差异很大，不能一概而论。这也就是风湿免疫科医生为什么强调一定要定时复诊，不能自己随意改动剂量的原因。疾病不是一成不变的，每个阶段的用药都不一定相同，所以一定要遵医嘱。

大量的临床研究已经证明，经过早期规范的个体化治疗，大部分风湿免疫病患者的病情可以得到极大程度的缓解，解除疾病的烦恼。所以得了风湿免疫病不要怕，治疗关键就在个体化。

79. 风湿免疫病应该如何选择药物治疗？

风湿免疫病是各种原因导致人体免疫系统异常活化，产生了针对自身正常组织的免疫细胞及抗体，通过各种途径导致免疫炎症，使机体发生组织损伤或功能异常，表现出相应的临床症状。因此，在治疗的时候，我们可以从抗炎、抑制免疫两方面入手。

抗炎药可以有效改善风湿免疫病的红、肿、热、痛等症状，但它只"治标"，不能控制病情的发展，必须和免疫抑制剂联合应用。常用的抗炎药有塞来昔布、美洛昔康、双氯芬酸、布洛芬等。这类药常见的副作用是胃肠道不良反应，如恶心、呕吐、反酸、胃痛、消化道溃疡、消化道出血等。我们在使用时还应注意，服用一种抗炎药1～2周无效后再换药，避免同时服用两种或两种以上抗炎药，因为它们的疗效不会叠加，但不良反应会增加。另外，像塞来昔布会增加心血管意外事件发生，老年患者使用时要慎重。

激素也有抗炎作用，同时还具有免疫抑制的作用。较常用的激素有泼尼松、甲泼尼龙、地塞米松。激素有很强而快速的抗炎作用，能很快改善患者的症状，但是激素有比较大的副作用，比如容易感染、引起高血压、糖尿病、骨质疏松、股骨头坏死、肥胖、消化性溃疡，且停药后容易反弹等，因此，不建议长期服用。

免疫抑制剂常用的有甲氨蝶呤、柳氮磺吡啶、环磷酰胺、来氟米特、羟氯喹、环孢素、霉酚酸酯等，这类药物发挥作用较慢，临床症状有明显改善大约需要3～6个月，可以改善和延缓病情的进展。且有些对人体的肝肾有损害，因此，在服药期间要经常抽血检查血常规、肝肾功能。

生物制剂有 TNF-α 拮抗剂（益赛普）、IL-1 拮抗剂、CD20 单克隆抗体等，这类药起效比较快，副作用比较少，但费用比较高，一个疗程需要几万元钱，经济条件允许的患者可以尝试。对于有结核、肝炎等情况的患者要慎重使用。

植物制剂有雷公藤多苷、青藤碱、白芍总苷，可以抑制活跃的免疫系统，控制疾病的发展，但这些药副作用比较大，需要谨慎使用。

风湿免疫病经常影响小血管，产生小血管炎，血流不通，导致组织供血不足，出现风湿免疫病症状，此外，血流不通，药物也不能到达受损部位，影响疗效。因此，还可以使用改善循环的药物，像血栓通、丹参、川芎嗪等；或者做针灸、熏蒸、按摩等康复理疗，改善血液循环，促进疾病的康复。

除了治疗外，患者平时要注意休息，避免受凉，饮食上忌油腻难消化食物，油炸、熏制、烧烤、生冷、刺激食物，以及高盐高脂肪食物要少吃，可以多吃一些高蛋白有营养的食物，及维生素和矿物质含量丰富的食物。

风湿免疫病比较复杂，出现的症状较多，而每个患者出现症状及身体素质都不一样，因此，治疗时要体现"个体化"，做到"一人一方"。在此，提醒患者朋友们，不要自己擅自服药，需在专业医生指导下服药，并定期复诊，及时调整用药。

80. 风湿免疫病患者如何正确选用免疫抑制剂？

在风湿免疫病治疗中，医生常常会用到一类药，名字叫做"免疫抑制剂"。顾名思义，免疫抑制剂可以降低人体免疫力。免疫力不是越高越好吗？究竟什么情况下我们需要降低免疫力？免疫抑制剂会不会对人体造成很大伤害？常用的免疫抑制剂有哪些？它们都有什么副作用？对于这些问题，大家要有一个正确的认识。

正常情况下，身体的免疫功能维持在平衡状态。免疫力不是越高越好，免疫力过强会造成机体损伤，免疫力太弱则容易受到外界有害物质的侵害。而风湿免疫病患者机体的免疫功能往往是被异常激活，就是免疫力过强。免疫功能激活后如果没有得到及时的控制，就会产生免疫炎症反应，使得身体的组织、器官发炎受损。最常受损伤的器官是关节、皮肤、肾脏等，所以很多风湿免疫病患者都会表现为关节痛、皮疹红斑、小便异常等症状。为了控制过激的免疫反应，减少炎症，减轻器官损伤，我们需要用到免疫抑制剂。

临床上应用的免疫抑制剂种类繁多，每一种免疫抑制剂的作用机制都不一样，但它们共同的特点是都能够抑制免疫细胞，减少炎症因子。专科医生会根据每种药物的特性，结合患者的实际情况，选用适合的免疫抑制剂。

甾体类抗炎药是临床最常用的免疫抑制剂，也就是人们常说的"激素"，这些药物一般都带有"松"字，如泼尼松、地塞米松、甲泼尼龙等。激素的作用广泛，具有抗炎、抗风湿、抗过敏、免疫抑制的作用。它能有效抑制炎症因子，降低免疫细胞的反应。临床上对于那些免疫反应很强、炎症很严重的患者，使用激素会起到"立竿见影"的效果。但激素是一把"双刃剑"，它具有良好的临床效果，同时也可能存在广泛的副作用。骨质疏松、血糖升高、血压升高、身体发胖、消化道溃疡等，是激素常见的不良反应。这些不良反应往往出现在长时间、大量使用激素的患者身上。所以专科医生使用激素时，会密切观察病情，一旦病情得到控制，就及时开始减少用量。用药期间常常会配合补钙、护胃等治疗，减少副作用。

甲氨蝶呤、来氟米特、羟氯喹等免疫抑制剂的作用比较慢。它们通过干扰DNA、RNA的合成，从而阻止免疫细胞的增殖活化。而羟氯喹除了可以干扰免疫细胞合成外，还可以抑制免疫细胞迁移。它们可以有效降低各种风湿抗体，在风湿免疫病治疗中起到"治本"的作用，因此广泛用于治疗类风湿关节炎、系统性红斑狼疮等。但它们只能抑制免疫细胞的生成，对于已经激活的免疫细胞作用较弱。临床上一般在服药3个月后，临床症状才会开始改善。因此临床使用中，医生通常会在用药早期加用其他消炎止痛药物或激素加强控制症状。医生也常常会联合应用2~3种药物，以增强疗效。

还有一类免疫抑制剂，它们的作用较强，一般用于病情较重，或者已经出现器官损伤的患者。代表药物有环磷酰胺、硫唑嘌呤。这类免疫抑制剂可以直接杀伤免疫细胞,免疫抑制更强、更快。但这类药物的副作用也同样很大,使用期间易合并感染、肝肾毒性、性腺抑制。因此使用这类药物期间,医生会要求患者复诊更加频繁,以便及时调整药物。

随着医学的发展,各种新型免疫抑制剂陆续应用于临床,它们通常是作用于某一个关键的细胞因子,或作用于某一条关键的炎症通路。每一种免疫抑制剂的作用和不良反应都不尽相同。而风湿免疫科专科医师是使用免疫抑制剂的专家,他们熟知每种免疫抑制药物的特性,会根据不同患者的具体情况制订个性化的治疗方案。所以大家不要因为畏惧免疫抑制剂的副作用而放弃治疗。只要在风湿免疫科专科医师的指导下,一定能够安全、无毒地把风湿免疫病治好。

81. 沙利度胺为何曾被禁用?又是如何复活的?

我们说"沙利度胺",可能少有人知道它是何物,但是一提到"反应停"的时候,不少人都会心存畏惧。曾经,沙利度胺因其良好的镇静作用而广泛应用于失眠及妊娠反应等的治疗,后来却因为严重的致畸事件即"反应停事件"而一度被废用。但是沙利度胺的药理作用是非常广泛的,特别是近10年来,随着对其药理机制研究的深入,人们对沙利度胺的临床运用重新取得了认识,从而使得其在炎症、恶性肿瘤及与自身免疫相关的多种疾病中得到了广泛应用。下面,我们就来了解一下沙利度胺的药理作用机制及其所对应的临床新应用。

(1) 抑制血管生成。血管的形成离不开一种物质,叫做血管内皮生长因子,只有在这种物质的作用下,身体才能形成具有正常形态和功能的血管。沙利度胺通过抑制"血管内皮生长因子",同时在血管形成过程中的多个环节发挥作用,从而阻碍新生血管的形成。它的这个机制为那些有异常血管生成的疾病,如血管先天发育异常引起的反复消化道出血,其他疾病如恶性肿瘤、类风湿关节炎、银屑病、糖尿病视网膜变性等的治疗提供了突破口。

(2) 免疫调节。目前,沙利度胺被归于免疫调节剂的范畴。我们知道当身体遭受外界的或者自身的"异常"物质刺激的时候，身体就会发生一系列反应。其中一种重要的反应就是"免疫反应"，它是身体通过产生多种细胞及分泌某些物质，通过这些细胞和所产生的物质来清除异常刺激物，从而使身体恢复正常状态的过程。在免疫反应时，这些产生的物质中，有的是负责传导信号的，有的是作为中介等等，它们通过不同的方式参与免疫反应过程。而沙利度胺则通过阻止这些物质的形成或者限制它们的作用，从而达到抑制免疫反应的目的。同时，沙利度胺还可促进对身体有利的免疫反应，所以其被视为具有"双向调节"作用的免疫抑制剂。这使得它在治疗免疫性疾病，如类风湿关节炎、强直性脊柱炎、白塞病等疗效显著，经治疗后患者的临床症状及实验室指标均明显改善。

另外，因为沙利度胺对免疫系统具有"双向调节"作用，而许多皮肤疾病的发生与炎症、免疫失调也有关联，所以它也被广泛应用于治疗一些顽固性皮肤病。有报道称，沙利度胺在治疗坏疽性脓皮病、尿毒症瘙痒、慢性荨麻疹、糜烂性扁平苔藓、结节性痒疹、结节性脂膜炎等皮肤病上也有一定效果。

（3）阻止细胞增殖及促进细胞生理性死亡。细胞的生长是一个经过多个阶段的过程，沙利度胺能在细胞生长的某个阶段发挥作用，从而阻止细胞的生长、繁殖，并且促进其死亡。这就为细胞恶性增殖性疾病如恶性肿瘤的治疗提供了方向。例如，目前沙利度胺及其衍生物在治疗多发性骨髓瘤疗效显著，且是复发和难治性多发性骨髓瘤标准治疗的一部分。近年来，沙利度胺在辅助治疗晚期肾癌、乳腺癌、恶性黑色素瘤、小细胞肺癌及肝癌等实体瘤方面得到了广泛认可，这可能与其抗新生血管、减少肿瘤转移、增强细胞的直接杀伤作用以及促进细胞的死亡等有关。

（4）其他。沙利度胺还能通过抑制身体内多种细胞因子的作用来达到抗炎、抗肿瘤、镇静等作用。

综上所述，沙利度胺广泛的药理作用使得其在肿瘤、免疫性及炎症性疾病、皮肤疾病等的治疗中被广泛运用，且疗效显著。目前，关于沙利度胺和它的衍生物、类似物的作用机理及适应证仍在不断研究当中，相信其临床运用前景是很广泛的。但是我们在沙利度胺治疗疾病的过程中也遇到一些问题，而最大的危害就是已被人们熟知的"致畸"作用。另外，与剂量有关的镇静、口干、便秘、直立性低血压、周围神经病变等也易出现。为了尽可能减少这些不良反应，需要我们严格掌握好临床适应证，同时积极研发毒性较低的沙利度胺类似物。

82. 来氟米特的作用机制是什么？有什么副作用？

在种类繁多的抗风湿药中，有一种名叫"来氟米特"的药物。它常常被用于类风湿关节炎、系统性红斑狼疮等风湿免疫性疾病的治疗。究竟来氟米特是通过什么途径抗风湿，又有什么副作用？现在为大家答疑解惑。

来氟米特是一种可以抑制免疫细胞异常增生的药物。它抑制细胞内一种叫"二氢乳清酸脱氢酶"的物质，这种物质是合成嘧啶的必要成分。而嘧啶是免疫细胞增殖所必需的原料。来氟米特正是通过阻断免疫细胞原料的合成，从而达到降低免疫细胞、减少免疫反应的作用。另外，来氟米特还可以作用于免疫炎症反应中的关键通路，如抑制"酪氨酸激酶"和"NF-κB"的活化过程，从而降低炎症反应。

临床试验表明，来氟米特可以明显减轻类风湿关节炎、系统性红斑狼疮等风湿免疫病患者的临床症状，可以有效降低炎症指标，减轻关节、肾脏等器官的炎性损伤。并且，因为其良好的抗风湿作用，来氟米特也逐渐开始用于其他风湿免疫病的治疗中。

在抗风湿治疗过程中，来氟米特一般需要与其他消炎、免疫抑制剂联合使用，以增强疗效。应用来氟米特是比较安全的，相比起雷公藤等传统抗风湿药物，它对性腺的抑制较少。但是在治疗期间仍需注意观察患者血压变化，因为有部分患者服药期间血压会升高；对于原有高血压的患者就更加需要多次监测血压，及时增加降压药的药量。另外，服药期间需要根据医生的指示，按时门诊复诊、抽血检查，主要需要检查肝功能和血常规。若发现转氨酶升高、白细胞减少等情况，不用过于担心，一般经过医生调整药物后，都可以恢复正常。

其他可能出现的副作用是脱发、恶心，一般反应较轻，不影响继续用药。另外，来氟米特属于免疫抑制剂的一种，使用期间身体的抵抗力会有所降低，因此更加注意不能熬夜、着凉，防止感染发生。

来氟米特已经在风湿免疫病治疗中使用多年，已经被大量的临床试验证明其有效性和安全性。另外，来氟米特使用方便，一般情况下只需要每天服用1～2粒，且价格适中。因为这些优点，其已被广泛应用于类风湿关节炎和系统性红斑狼疮等风湿免疫性疾病的治疗中。虽然该药物仍有很多副作用，但在有经验的风湿免疫科专科医生的指导下使用，就能够安全、无毒地把病控制好。

83. 甲氨蝶呤是什么药？如何使用才安全？

在风湿免疫病患者的治疗中，医生经常会用到一种名叫"甲氨蝶呤"的药物。当拿到这个读起来非常拗口的药物时，很多患者的心中都充满疑惑：这究竟是什么药？对身体影响大吗？服药期间有何禁忌呢？还有些患者会说，甲氨蝶呤不是化疗药物吗，风湿免疫病能用吗？

甲氨蝶呤在风湿免疫病治疗中的应用已有三四十年的历史。它的作用机制已经基本研究清楚，它的安全性和有效性也已被确定。甲氨蝶呤的作用主要是抗炎和免疫抑制。它主要干扰细胞内叶酸的合成，而叶酸是细胞内 DNA 和 RNA 合成的原料，因此甲氨蝶呤可以抑制细胞的异常增生。特别是对于那些长得很快的细胞，甲氨蝶呤的作用最为明显，而对于那些生长基本稳定的细胞作用很小。风湿免疫病患者体内的免疫系统被异常激活了，体内一些不好的免疫细胞大量增生，引起免疫炎症反应，导致身体器官发炎受损。甲氨蝶呤正是可以抑制这些异常增殖的细胞，减少免疫反应对身体的损伤。正因为甲氨蝶呤对生长基本稳定的细胞作用较小，所以只要把握好剂量，一般不会对身体造成大影响。值得一提的是，甲氨蝶呤也经常被用于肿瘤患者的治疗中。因为肿瘤患者体内的肿瘤细胞也是异常增殖的，应用甲氨蝶呤可以杀死这些细胞，达到治疗肿瘤的作用。所以很多患者会认为甲氨蝶呤是化疗药物，是抗肿瘤药，从而心生畏惧。其实大家不必过虑，因为免疫细胞比肿瘤细胞更容易被清除，所以我们在风湿免疫病中应用甲氨蝶呤的剂量会很小，一般连抗肿瘤药物剂量的 1/10 都不到。应用这么小的剂量人体一般不会感到不适。

甲氨蝶呤分为片剂和针剂，一般情况下口服片剂就可以，一个星期服用一次，使用起来十分方便。部分患者服药后出现胃肠道不舒服，可以改为使用针剂，以减少胃肠道反应。因为甲氨蝶呤会抑制身体内叶酸的合成，所以服用甲氨蝶呤期间会补充一些叶酸，一般在使用甲氨蝶呤的第二天服用叶酸，这样可以减少甲氨蝶呤的副作用。

甲氨蝶呤的效果确切，那么它有哪些副作用呢？用药期间需要注意什么呢？服用甲氨蝶呤期间最常出现的反应是恶心、腹痛，但一般较轻，不影响继续使用。若症状明显，可以减量使用，或者改为打针，减少胃肠道刺激。另外服用甲氨蝶呤期间，医生会叮嘱你需要定期抽血复查血常规、肝肾功能。因为有时候患者服药后自己感觉并没有什么特殊不适，但抽血指标已经出现问题了，这时候医生通过检查可以及早发现问题。一般情况下经过调整药物，异常指标可以恢复正常，可以继续使用甲氨蝶呤。甲氨蝶呤还有一些常见的副作用是脱发、口腔发炎，一般症状较轻，不影响继续使用。另外，甲氨蝶呤是免疫抑制剂，服药期间身体的体抗力可能会有所减低，所以应更加注意不要熬夜、沾冷水，天气变化时应及时添衣。还要避免辛辣刺激性食物，以免加重炎症。

甲氨蝶呤安全、有效、价格低廉、使用方便，在风湿免疫病治疗方面的应用已经非常成熟。它可以用在类风湿关节炎、系统性红斑狼疮、皮肌炎等多种风湿免疫病，已经成为治疗风湿免疫病首选的基础用药。大家不要因为畏惧药物说明书上密密麻麻的用药提醒，就拒绝服用，更不应自作主张地增减药量。在风湿免疫科专科医师的指导下使用甲氨蝶呤，一定可以无毒、安全地把病治好。

84. 环磷酰胺的作用机制是什么？为何这个药作用强，副作用也大呢？

很多患有自身免疫病的朋友或许听说过环磷酰胺这个药，也有不少患者用过这个药物，估计对这个药印象最深的莫过于它的副作用了。"医生啊，您给我用的这个药，怎么觉得越吃胃口越来越差啊？""医生，最近我用了环磷酰胺这个药，每天睡醒或者洗头发的时候发现头发掉了好多呀？"那么环磷酰胺究竟是一类什么药物呢？它的作用机制又是怎样的呢？

最早，环磷酰胺是用来对付肿瘤细胞的，这是因为它具有细胞毒作用，即能够消灭肿瘤细胞，防止肿瘤细胞无限制地生长。随着对环磷酰胺研究的不断深入，发现它其实是一种药效作用很强的免疫抑制剂。环磷酰胺能够抑制免疫系统（边防战士）过度的活化，避免产生的细胞因子和抗体（就如同边防战士枪膛里边的子弹）对身体的器官造成破坏，这就好比来了一个能够分清"敌友"的领导，能够让体内的"边防战士"眼睛变得更加雪亮，不会说遇到自己国家的"老百姓"就马上召集部队过来，造成自己国家人员伤亡。

临床上，环磷酰胺可以用于多种顽固性风湿免疫病治疗。比如有些类风湿关节炎患者，其他人用同样的药物可能有明显疗效，但就是有部分患者还是关节疼痛明显，这在临床上叫做"难治性类风湿关节炎"，这部分患者应用环磷酰胺可能会有不错的效果。也有一些系统性红斑狼疮患者，由于病程长，平时治疗不规律，病情进展快，累及肾脏、心脏、肺脏等重要脏器，这时，环磷酰胺可能对这些晚期的症状有一定的疗效。但在这里，奉劝患有自身免疫病的患者，特别是患有系统性红斑狼疮、血管炎这类的患者，一定要树立早诊断、早治疗，平时按医嘱服药的治疗理念，不要等到内脏都出问题了，再来应用像环磷酰胺这类药物。原因有两个，第一是这个时候病情严重，治疗效果不那么好了；第二是环磷酰胺这个药本身副作用也大。

环磷酰胺的副作用大，使得其临床应用明显受限，可能与该药免疫抑制作用过于强大有关。其很常见的一个毒副作用就是骨髓抑制。骨髓是身体内各种血液细胞的发源地，我们的造血功能、凝血功能、抗感染功能都与骨髓息息相关，一旦骨髓功能受到限制，必然会影响到血液细胞的生成。临床上常说的"三系减少"，即白细胞减少、血小板减少、红细胞减少，正是骨髓受抑制的结果。白细胞是对付细菌、病毒的，血小板是止血的，红细胞是输送氧气和营养物质的，如果它们减少了，就会出现贫血、出血以及感染等临床症状。因此，用药期间须定期查看血常规，避免出现严重的副作用。

另外一个较为常见的毒副作用是对生殖系统的影响，它会引起女性月经周期紊乱、闭经，影响生育能力；对于男性，可引起精子减少。同时，该药还会对孕妇肚子里的宝宝造成影响，造成畸胎，因此，妊娠期间应尽量避免该药的使用。除此之外，在用量很大的情况下，还可出现心脏毒性，造成心脏功能不全，一旦出现，后果往往比较严重；另外，常见的胃肠道反应、脱发、皮疹以及长期应用所导致的肿瘤也不应忽视。

综上所述，环磷酰胺是一种免疫抑制作用强大，然而毒副作用也不容小觑的药物。因此，在应用该药的时候，建议选择合适的剂量，慎用长期大剂量治疗方案，并于用药期间每隔1~2周复查血常规、尿常规、肝肾功能，最大限度发挥该药的治疗效果，避免该药的毒副作用。

85. 硫唑嘌呤的作用机制是什么？有哪些副作用？

对于风湿免疫疾病和器官移植排斥的患者，临床上常常需要使用到免疫抑制剂。目前临床有多种免疫抑制剂，不同的免疫抑制剂作用于免疫反应的不同环节。硫唑嘌呤（azathioprine，AZA）就是其中一种。1961年，硫唑嘌呤正式作为免疫抑制剂应用于临床，使同种器官移植手术成为可能。直至今日，硫唑嘌呤已用于临床50年之久，其不良反应也日益受到医学界的关注。

硫唑嘌呤在风湿免疫病中的作用机制是什么呢？硫唑嘌呤是一种甲基咪唑取代6-巯基嘌呤（6-MP）结构中的氢与硫原子而形成的非特异的免疫抑制剂。其在体内可分解为6-巯基嘌呤，后者在细胞内转化成6-巯基嘌呤核苷酸，阻碍嘌呤的合成，从而抑制脱氧核糖核酸或核苷酸的生成，阻止参与免疫识别和免疫放大的细胞增生。通俗地讲，硫唑嘌呤可以适当减少体内免疫系统中的一些细胞，使免疫系统不对正常的人体细胞产生攻击作用，而只对外来侵犯身体的细菌、病毒、霉菌等有害微生物起杀灭作用。

通常临床上硫唑嘌呤与糖皮质激素等其他免疫制剂联合应用，对严重类风湿关节炎、系统性红斑狼疮、皮肌炎、自身免疫性肝炎、重症肌无力等均可取得良好的治疗效果。然而在治疗的同时，由于硫唑嘌呤的治疗剂量和中毒剂量很接近，且每个人对药物的敏感性不同，常常出现一些不良反应。作为风湿免疫病患者需要了解硫唑嘌呤有何不良反应，当出现什么样的症状需要立即找医生处理。

要了解硫唑嘌呤的不良反应，首先需了解其在体内是如何吸收和代谢的。硫唑嘌呤口服吸收迅速，1h 达到血药浓度高峰，吸收率超过 80%，体内分布以肝和小肠最高，肾、脾、肺中浓度与血浆浓度相似，它需在肝内代谢后方有活性，其最终代谢产物主要经肾脏排出体外。因此，硫唑嘌呤常见的不良反应包括：①对骨髓有抑制作用，表现为白细胞、血小板下降，因此服用硫唑嘌呤需要定期复查血常规，若出现皮肤出血、鼻出血、牙龈出血、排黑便等情况，需要立即就诊；②引起肝损害，硫唑嘌呤导致肝损害的机制主要由于其代谢产物 6-巯基嘌呤在肝脏内蓄积，干扰特殊代谢过程，引起组织脂肪变性而坏死，从而出现转氨酶升高，经减量或停用后肝功能可在短期内恢复正常。因此服药期间需要定期检查肝肾功能，肝肾功能不全则禁止使用；③引起感染，临床有报道指出，风湿免疫病患者接受硫唑嘌呤治疗后由于处于较高的免疫抑制状态，会增加对病毒、真菌和细菌感染的易感性；④引起恶心、呕吐、腹泻等胃肠道反应，若症状较轻，可以继续使用或减量使用；⑤有些患者还会出现脱发、皮肤发炎、长斑等症状，症状轻微者可继续使用；⑥该药有致畸胎的作用，因此孕妇禁用，若有生育要求，一般停药半年后可安全妊娠。

虽然使用硫唑嘌呤会出现各种各样的副作用，但是它疗效确切，已有多年的临床应用经验，在有经验的医师指导下使用，仍是非常安全的。患者需要积极配合医生，与医生建立良好的沟通，及时将服药后出现的症状向医生报告，这样才能把疾病有效控制，而又不出现严重的不良反应。

86. 霉酚酸酯的作用机制是什么？有哪些作用？

霉酚酸酯是一个很常用的免疫抑制剂，在器官移植患者中应用广泛，它能够有效控制器官移植排斥反应的发生。近年来其在风湿免疫学界逐渐崭露头角，得到了广泛应用。

不过说起霉酚酸酯的来由，确实是"歪打正着"。因为在一开始研究霉酚酸酯的时候，压根儿就没有考虑用它来抑制免疫系统。1896 年，国外学者在灰绿青霉的培养物中发现了霉酚酸酯，再后来发现不少其他青霉菌也能产生霉酚酸酯，如短密青霉匍枝青霉等。当时认为霉酚酸酯有抗菌作用（大家都知道青霉素的故事，就是弗莱明在青霉菌的研究中发现的）。1952 年美国学者 Birkinsha 终于研究清楚了霉酚酸酯的分子结构，同时发现霉酚酸酯有抗细菌活性，本以为可以当做抗细菌药物使用，但是进一步研究发现，细菌很快就对霉酚酸酯耐药，所以在抗细菌领域没有更进一步的研究。后来还陆续发现霉酚酸酯有抗真菌活性，对某些病毒也有抗病毒活性。但是作用都不明显，研究没有继续下去。

直到 20 世纪 80 年代，有学者发现霉酚酸酯有免疫抑制作用，而 1995 年霉酚酸酯研究应用于临床，防治器官移植后排斥反应。1998 年，霉酚酸酯上市后，器官移植领域取得了巨大的成就。之后，霉酚酸酯在风湿免疫领域开始崭露头角，很多大型的临床研究证明了霉酚酸酯能够应用于红斑狼疮、银屑病关节炎、皮肌炎等风湿免疫病，而且疗效显著。随即霉酚酸酯在风湿免疫领域广泛应用。

霉酚酸酯是一种免疫抑制剂，它是如何抑制免疫系统功能的呢？

免疫系统是我们身体抵抗外界细菌、真菌、病毒的屏障，也就是杀灭进入到身体内部的不好的细菌、病毒等病原体的。免疫系统对细菌病毒的反应有两种，一种是天然免疫，也就是人类天生就有的，我们一出生就能够识别一些细菌、病毒，从而让我们身体内的免疫细胞去杀死他们。但是天然免疫，程度比较弱，识别的东西有限，作用也就有限。另一种就是获得性免疫，主要是我们身体感染了某些细菌、病毒后，产生了针对这一类细菌、病毒的特异性杀伤武器——抗体，以后再接触到这一类细菌、病毒，可以直接通过抗体杀死他们。在制造这个特异性杀伤武器——抗体的过程中，有很多免疫细胞起了重要的作用，其中最重要的是"抗原递呈细胞"和"淋巴细胞"。

抗原递呈细胞，就像是我们打仗时候的侦察兵一样，它把细菌、病毒吞了，把有价值的"情报"提取出来，传递给淋巴细胞。淋巴细胞针对这个"情报"，产生了针对细菌、病毒的特异性杀伤武器——抗体，抗体就像战场上的导弹一样，能够准确地把某一类细菌、病毒杀死。

那风湿免疫病发病的原因是什么？主要就是身体里面的免疫细胞出了问题，抗原递呈细胞（也就是上面我们说的"侦察兵"）把错误的信息给了淋巴细胞，产生了针对自己组织（比如肌肉、关节软骨及滑膜等）的抗体，把自身组织当作细菌、病毒杀灭了。

霉酚酸酯如何在风湿免疫病的治疗中起到作用呢？首先要在身体里面转换成活性代谢产物霉酚酸，霉酚酸能够高效地抑制次黄嘌呤脱氢酶，阻断DNA的合成。DNA就是细胞的遗传信息，对细胞的增殖非常重要，在细胞增殖的时候，DNA会进行复制，通过这种方式将细胞的遗传信息传给两个子细胞。这样新长出的细胞就会保持原来细胞的样子。因此，霉酚酸酯阻止DNA合成，也就阻止了细胞的增殖，而淋巴细胞的增殖是免疫反应过程中最重要的特点之一，霉酚酸酯能够选择性地作用于淋巴细胞。简单地说，就是能够抑制淋巴细胞的增殖。上面我们说了淋巴细胞是"做导弹"（抗体等）的，霉酚酸酯主要作用就是让这些"做导弹"的细胞不生长了，从而就削弱了免疫系统的功能。

在风湿免疫科，霉酚酸酯主要用于红斑狼疮、血管炎、肌炎及皮肌炎等风湿免疫病，代替了传统的副作用比较大的药物，比如说环磷酰胺等。

霉酚酸酯和其他免疫抑制剂比，主要有以下几点优势：一是霉酚酸酯能与环孢素合用，降低环孢素的使用剂量和毒性。二是与硫唑嘌呤相比，霉酚酸酯很少引起严重的骨髓抑制。三是同FK-506（他克莫司）相比，霉酚酸酯肾毒性较低。四是与环磷酰胺相比，霉酚酸酯的性腺抑制作用较弱，一般不影响女性的生殖系统，不影响性腺功能，不影响月经周期。

总的说来，霉酚酸酯是一个毒性小、免疫抑制作用强的免疫抑制剂，在免疫抑制剂的市场，霉酚酸酯的占有率达到了第二位，应用非常广泛。当然，再好的药物也有副作用，所以在使用免疫抑制剂霉酚酸酯的时候，需要在风湿免疫科医师指导下用药，才能最大限度地发挥药物的作用，减少副作用的产生。另外一个问题就是价格偏贵一些，因此大家可以根据自己的情况选用。

所有免疫抑制剂都是一把"双刃剑"，用得好利于疾病的治疗，并且能有效控制毒副作用的发生；用得不好，没有经验的医生或患者自行乱用药，有可能病没治好，反而出现了感染或者其他副作用。所以建议霉酚酸酯应在免疫抑制治疗方面有经验的医生指导下运用，并且要做到定期回来复诊。这样才能做到安全用药，有效治疗。

87. 环孢素的作用机制是什么？有哪些副作用？

临床上用来治疗类风湿关节炎、系统性红斑狼疮等自身免疫性疾病的免疫抑制剂有很多种，环孢素是其中一个免疫抑制效果好、副作用小的药物。

环孢素的发现纯属偶然，故事要从来自挪威的哈单格尔高原的一把黄土讲起。一名研究人员经过这个地方时由于职业的习惯，顺手从这个不毛之地带走了一小袋土壤。没想到正是这些不起眼的泥土演绎出了医药史上的一段辉煌传奇。研究人员从这些土壤中分离出一种新的真菌，并从这些真菌中提取出了化合物，这些化合物就是我们现在所用的环孢素，所以环孢素原来叫环孢菌素或者环孢霉素，后来人们逐渐简称成环孢素。

但是这个药物开发并不是一帆风顺。大家都知道青霉素、链霉素等这些抗生素原来都是霉菌制造的，人类只是将霉菌制造的产品分离处理，包装成品。因此，一开始分离制造环孢素的本意是希望将它作为抗生素，来治疗细菌、真菌等感染引起的疾病，但是实验结果令人失望。后来人们证明了环孢素具有非常强大的免疫抑制作用，而且副作用很小，不太会影响肝功能、肾功能以及卵巢功能。这在当时是一个非常大的进步，因为当时的大多数免疫抑制剂如环磷酰胺、硫唑嘌呤以及激素等，虽然便宜，但是效果不太好，而且毒副作用很大。

这个药最早在器官移植、骨髓移植患者中得到了广泛的应用，可以说环孢素的应用是器官移植的一个里程碑。为什么这么说呢？因为在做器官移植时，要将别人的器官移植到患者的体内，一般情况下，就会发生一个对患者不好的反应，叫做排斥反应。排斥反应严重的话可以摧毁移植器官的功能，甚至危及患者的生命。而引起移植物排斥反应的原因就是我们身体内异常活化的免疫系统。由于排斥反应是非常强烈的免疫反应，其他的一些免疫抑制剂都很难控制排斥反应，而环孢素就能很好地抑制排斥反应。在20世纪70～80年代，可以说环孢素在器官移植的临床应用，挽救了成千上万患者的生命。

在移植患者中应用的成功，使得风湿免疫科大夫觉得环孢素对于很多风湿免疫病应该是有比较好的治疗效果的，经过研究发现事实果真如此。人们相继发现，环孢素对于类风湿关节炎、红斑狼疮等风湿免疫性疾病有很好的治疗效果，这些发现轰动了医学界、药学界。实验证明，使用环孢素的动物和使用硫唑嘌呤和激素等传统药物的动物比较，生存的时间超过10倍。现在环孢素是风湿免疫科、器官移植科常用的免疫抑制剂。

环孢素最终被大家接受以及成为免疫抑制药物中的一颗"新星"，这和它令人信服的作用和无可取代的优势有关，因为它有着强大的免疫抑制作用以及比其他免疫抑制剂更小的毒副作用。

我们知道，风湿免疫性疾病是免疫系统的异常活化。免疫系统在活化的时候，有一个特点，就是很多免疫系统的细胞长得很快，不但细胞的个头会长大，而且一个细胞会很快变成很多个类似的细胞，在医学上叫做细胞增殖。免疫细胞的过快增殖是免疫反应中非常重要的一环，因此控制免疫细胞的过快生长，成为风湿免疫科大夫的目标。基于这个原因开发的免疫抑制剂，大多数是通过抑制免疫细胞的过快增殖来发挥免疫抑制功能。但是，一般的免疫抑制剂不仅仅抑制了身体免疫细胞的增殖，还把身体里其他正常细胞的增殖也抑制了。我们身体里面正常情况下有不少细胞也是会有增殖的特性的，例如骨髓细胞、卵巢细胞、胃肠道细胞等，如果抑制了这些细胞的正常增殖，就会导致一系列的副作用发生。

一般的免疫抑制剂可能会有如下的副作用，例如抑制了白细胞生长，白细胞减少，有易发生感染的风险；导致红细胞、血红蛋白降低，机体氧运输能力下降，抵抗力下降；抑制了生殖细胞代谢，影响生育和胎儿的发育，导致胎儿畸形；等等。而环孢素就没有这些副作用。

那么环孢素为什么副作用会比其他免疫抑制剂小呢？这得从它的作用机制来说了。在免疫细胞中，有一类细胞是非常关键的，这类免疫细胞医学上称为T细胞。在免疫系统异常活化时，T细胞长得非常快，一个星期的时间，一个T细胞可以分裂成为成千上万个T细胞。T细胞要很快生长的话，需要一个非常重要的东西：白介素-2（IL-2）。IL-2就像T细胞的兴奋剂一样，一旦有IL-2，T细胞就能很快增殖，产生大量的T细胞，而如果没有IL-2，T细胞就像是睡着了，就不会增殖了。而环孢素恰恰就是通过抑制细胞内IL-2的生成，来抑制T细胞的增殖的。由于IL-2对身体里面的其他细胞是没有兴奋作用的，因此环孢素就可以通过高选择性地抑制T细胞的增殖，来抑制T细胞所导致的免疫反应。打个比方，如果一般的免疫抑制剂是"炮弹"的话，环孢素就可能是"激光制导炸弹"。我们知道打炮的时候，固然可以消灭敌人，但是由于不是那么准确，可能会伤害到平民或者建筑物。而环孢素作为"激光制导炸弹"，能够更加精确地对目标进行打击和控制，而不影响正常细胞的正常工作，人体各项机能可以正常运作，所以副作用就相对的小了。

有患者肯定有疑问：那为什么说明书里还列了一大堆的副作用呢？副作用相对小，不代表没有。环孢素主要的副作用有以下这些：

（1）肝、肾毒性，这也是环孢素最主要的副作用。但这种功能性的肝肾毒性通常不会引起永久性的肝肾损害，减量或停用后可以恢复。而且环孢素慢性肝肾毒性与个体的易感性密切相关，就是说不是每个人用了都会出现肝肾毒性，是因人而异的。所以用药前及用药期间要密切监测肝功能、肾功能如肌酐、尿素氮等相关指标，以及时调整用药。这也是为什么用了药之后，医生反复强调一定要定期复诊，定期检查血常规、肝肾功能的原因。

（2）高血压，有一部分患者经环孢素治疗后可能发生高血压。发生率在成人与儿童相似，环孢素治疗后导致的高血压大多可以用药物控制。老年患者尤其需要注意，同时患有高血压的患者要慎重用这个药。所以有高血压的患友，需要告知您的医生，让他全面了解您的身体情况，才能更安全地用药。

（3）和其他免疫抑制剂一样，环孢素可增加发生淋巴瘤和其他恶性肿瘤，特别是皮肤癌的风险。对于淋巴细胞增生性疾病，发现了立即停药是有效的。考虑到其对皮肤恶性病变的潜在危险，所以服用环孢素治疗的患者应避免过度暴露在紫外线下。

（4）其他的副作用还有如恶性肿瘤、多毛、牙龈增生、胃肠道紊乱、感觉异常、震颤或头痛等，但减量或停用环孢素后这些副作用通常可以消失。

其他需要注意的地方是，在使用环孢素治疗期间可能会降低疫苗接种的效果，应避免使用减毒活疫苗。

环孢素还有一个特点，就是个体差异很大。有的人吃2粒有效，可能另外一些人要吃6~8粒才有效。这是为什么呢？主要是每个人的吸收和代谢不同所致。因此，我们需要经常抽血查血液中的环孢素浓度，根据血液里的药物浓度来调整用药方案，建议大家要经常检查环孢素的血浓度，不要怕麻烦。否则，不是用药过多引起过度的免疫抑制或者毒副作用，就是可能用的量不够，达不到治疗效果。如果有肝炎或者肝肾功能不好的患者，检查要更加勤一些。

88. 掀开羟氯喹的"神秘面纱"

（1）羟氯喹的"前世今生"

抗疟药治疗风湿免疫病已有近一个世纪的历史，其最早来源于秘鲁的金鸡纳树皮。传闻1630年秘鲁总督之妻Chinchon伯爵夫人突然患上一种原因不明的发热性疾病，无药可医之时印加人用一种神奇的树皮粉治愈了她，此后于1742年Carlvonlinne根据故事将此树命名为金鸡纳树，直至1820年，法国两位著名药学家Pelletier和Caventou成功从金鸡纳树皮中提炼出历史上最早的抗疟药——奎宁，此后奎宁被用于治疗发热性疾病的首选药物。

1894年，英国伦敦一位名叫Payne的内科医生首次报道用奎宁治疗盘状红斑狼疮（DLE），并取得显著疗效，这是科学家第一次想到用抗疟药来治疗风湿免疫性疾病。随后由于医学的发展，科学家开始致力于研究化学合成的抗疟药，米帕林、氯喹相继问世。但研究进一步发现这些药物在发挥治疗作用的同时伴随着明显的毒副作用。于是，1944年科学家们在氯喹的基础上研究出一种新型抗疟药——羟氯喹。它跟氯喹的区别在于氯喹中加了一个羟基，治疗作用相近但毒副作用较其他抗疟药显著降低，至此羟氯喹被作为免疫抑制剂广泛用于风湿免疫性疾病的治疗。所以羟氯喹是一个已有70多年历史的老药。

（2）羟氯喹为何可用于治疗风湿免疫病？

目前羟氯喹作为临床治疗风湿免疫病的基础药物，在多种风湿性疾病如系统性红斑狼疮、类风湿关节炎、强直性脊柱炎、复发性风湿免疫病、嗜酸性筋膜炎、皮肌炎、干燥综合征、环状肉芽肿、皮肤型狼疮及盘状红斑等方面具有良好的安全性和可靠的疗效。羟氯喹为何可用于治疗风湿免疫病呢？

1955年，羟氯喹首次用于治疗系统性红斑狼疮，疗效较佳。随后科学家进一步研究发现，羟氯喹在风湿性疾病中可发挥多种免疫调节作用。有研究报道，羟氯喹具有明显的抗炎作用，它能抑制免疫系统的过度活化，抑制炎症细胞产生炎症因子，还可抑制炎症细胞如中性粒细胞向炎症组织的迁移。此外羟氯喹还可影响紫外线吸收并阻挡紫外线对皮肤的伤害。以上种种皆为羟氯喹在临床治疗风湿性疾病提供大量依据。

除抗疟疾和抗风湿免疫病外，有研究报道羟氯喹还可用于皮肤病、感染性疾病、心血管疾病、糖尿病及肿瘤等的治疗。

（3）长期应用羟氯喹有毒性吗？

临床上抗疟药常见副作用主要表现在三个方面：用药初期可出现厌食、胃烧灼感、恶心呕吐等常见的胃肠道反应，长期使用可出现皮肤和头发损害，多见斑丘疹样、苔藓样、荨麻疹样和麻疹样等各种皮疹；在神经系统方面使用抗疟药偶有头晕头痛、失眠和神经紧张等症状；抗疟药最严重的副作用主要表现在眼部病变，可出现眼球调节反射障碍，表现为看远处不能很快聚集，视物模糊，偶可使眼肌麻痹导致复视，一般停药后可消失。

与其他抗疟药比较，羟氯喹的副作用相对较少，主要表现在眼部病变，如果用的时间比较长的话,可能对视网膜有一定损害,其视网膜病变与剂量相关,在每日最大剂量不超过6.5 mg/kg体重情况下,发生视网膜损害的风险低;但超过推荐的每日剂量将会大大增加视网膜毒性的风险,因此长期使用羟氯喹需定期检查视网膜。此外,长期用大剂量羟氯喹治疗也可引起中毒性疾病、心脏病和周围神经病变,如果及时停药,这种反应可以改善。值得注意的是,有重症肌无力等神经肌肉疾病和精神障碍性疾病患者使用羟氯喹时需谨慎;葡萄糖-6-磷酸酶缺乏的患者使用时要注意是否有溶血发生。

(4) 孕妇可长期使用羟氯喹吗?

羟氯喹可通过胎盘,且胎儿血药浓度跟母体相同。然而研究证实怀孕期间使用羟氯喹治疗并未观察到胎儿有不良反应或先天畸形。使用羟氯喹的孕产妇在妊娠期间发生子痫的风险也不高于未使用羟氯喹的孕产妇。妊娠和哺乳期间使用羟氯喹一般不会导致任何长期并发症,在妊娠和哺乳期间应继续使用该药。因此,在妊娠和哺乳期间可安全使用羟氯喹,且使用羟氯喹还可通过减少疾病活动度及激素使用量进而使得孕妇能更好地妊娠。这是羟氯喹有别于其他免疫抑制剂的最大优势,在发挥显著治疗作用的同时还可避免其不良反应的出现。

(5) 羟氯喹如何正确服用?

羟氯喹通过多种免疫调节作用在风湿免疫病治疗中发挥显著疗效,且在妊娠和哺乳期间可安全使用。那么在生活中如何正确服用羟氯喹呢?服用羟氯喹需要注意什么呢?一般来说,由于个人体重差异,大部分患者羟氯喹推荐平均每日剂量<6.5 mg/kg,或每日口服≤400 mg;由于其存在一定肾毒性,因此治疗期间需定期检查肾功能。此外基于其眼科副作用,长期使用羟氯喹需定期进行眼部检查。有些患者如每日剂量超过6.5 mg/kg、肾功能不全或累计用药量超过200 g,眼部检查的频次应增加。如果出现眼睛灵敏度受损、视野异常,或其他任何视觉症状(如眼前闪光和划线)等情况不能用其他原因解释时应立即停用羟氯喹,并密切观察病变的可能进展。另外,银屑病的患者使用羟氯喹可能促使银屑病严重发作,卟啉病患者服用后也可导致病情恶化。上述情况

应尽量避免单独使用该药,只有当医生判断患者接受该药治疗的受益大于可能的危害时才能进行处方用药。

89. 为何没有细菌感染也要抗炎治疗?如何选择药物?

日常生活中,当患者感冒、头痛、拉肚子或者某个部位感染了,医生常常考虑是否存在细菌、病毒的感染,必要时还会给予患者消炎、抗感染等药物治疗,以帮助患者消除不适症状,促进疾病恢复。

我们知道,细菌是通过引起身体里面的"炎症反应"来产生症状的,正因为如此,如果我们针对这些"细菌性炎症"用抗生素杀灭细菌进行治疗的话,往往能取得很好的效果。但是这里我们必须走出一个误区:只有细菌感染才会导致我们身体产生炎症。相反,导致炎症的原因非常多,除了我们最常见的细菌感染,还包括射线损伤、挤压伤、强酸强碱及各种免疫性疾病等。这些因素刺激我们的身体,虽然经历的过程可能不同,但各个过程最后是殊途同归的,即最终都是导致炎症反应的发生。这就解释了为什么我们没有细菌感染的时候,却需要抗炎治疗。不过这时抗炎治疗指的不是应用抗生素,而是专门一类减少体内炎症反应的药物。打个比方,一个地方由于坏蛋放火,出现火灾了,这时候,我们一方面需要救火,另一方面要抓放火的坏蛋。在细菌感染的时候,放火的坏蛋就是细菌,因此杀死细菌是有助于扑灭火灾的,但是也不能只顾抓坏蛋,而忽视了救火。否则坏蛋抓到了,房子也烧没了。这些专门抗炎治疗的药物,就是像消防队员一样用来救火的。而对于一些非细菌感染的炎症,这些有救火作用的抗炎药就很重要了。

举例来说,风湿免疫科很多种疾病都是因为"免疫失调"而导致的无菌性炎症,可以说炎症是风湿免疫病的发病关键,也是产生各种破坏的基础。在风湿免疫病治疗的探索过程中,针对炎症进行有的放矢的抗炎治疗,可以说是风湿免疫病治疗的里程碑。通过抗炎,一方面可以减轻因为炎症反应而引起的相关临床症状,如发热等全身反应,或是受累局部出现红肿热痛及功能减弱;另一方面,消除炎症还能从源头上阻止身体进一步被损害,从而达到标本兼治的效果。所以有人说风湿免疫病的治疗史，就是一部抗炎史，不无道理。

既然抗炎治疗那么重要，那么我们有必要对常用的抗炎药做一定的了解。抗炎药有两大类：一类是甾体抗炎药，即我们平常所说的"激素"，另一类是非甾体抗炎药，即我们平时称为"解热镇痛抗炎药"的药物，如阿司匹林、塞来西布、精氨酸布洛芬等。这两大类药物在我们临床工作中的应用都极其广泛，并且它们在病情控制、消除临床症状等方面占据着其他药物不能替代的位置。

在实际工作中，抗炎药得到了广泛的应用及认可，但是在使用的过程中，我们也遇到了一些问题，尤其是与这些抗炎药相关的副作用。例如在激素的使用过程中，虽然我们尽量遵循"最小有效剂量、短疗程、个体化"的治疗原则，但长时间应用激素，还是会出现很多副作用。比如，出现胃部不适、腹痛、胃及十二指肠溃疡、溃疡出血等胃肠道不良影响，血压升高等心血管风险，糖、脂肪、蛋白质及电解质等代谢紊乱，抑制免疫系统而增加感染风险，导致继发性肾上腺功能减退等，其他还可能对神经系统、眼部造成不良影响。

而对非甾体抗炎药，其主要的不良反应有胃肠道症状、肝肾功能损害以及可能增加心血管不良事件。所以，在这类药物的选择上，我们常说要根据不同的患者选择不同的非甾体抗炎药，并做到剂量、剂型个体化，也要求尽量使用最低有效量、短疗程（尤其是老年人），避免两种或者两种以上非甾体抗炎药同时运用（因为药效不叠加，反而加重不良反应）。同时，在此类药物运用时还需注意以下特殊情况：有消化性溃疡病史的患者，应选择对胃肠影响小的药物或者同时加用护胃的药物；心血管高危人群应谨慎选用此类药物，如需使用，建议选用对乙酰氨基酚或萘普生；而肾功能不全者应慎用非甾体抗炎药。并且在治疗过程中，应定期复查血常规和肝肾功能。

通过以上简单的讲解希望大家对"炎症"及"抗炎"有一个新的认识，并且对常用抗炎药物的不良反应也有一个大致的了解。希望以后提及炎症及抗炎的时候，不再仅局限于细菌感染，而是知道很多种原因都可刺激身体产生炎症，再针对炎症抗炎治疗，往往能取得良好的效果。

90. 如何选用生物制剂？使用生物制剂能一劳永逸吗？

目前，医生们常用的抗炎药和免疫抑制剂有激素、非甾体抗炎药、甲氨蝶呤、环磷酰胺、来氟米特、羟氯喹等。这些药物有时药力不够，可能在短时间内难以达到很好的效果，有时医生们又因为担心药物毒副作用而不敢用药，因此人们一直在寻找效果更好、毒副作用更小的药物进行治疗。

生物制剂类药物就是最近几年开发并成功应用于临床的一类抗炎药物，广泛应用的一类生物制剂叫做 TNF-α 阻断剂。其中国内生产的有益赛普，国外进口的有类克、恩利、修美乐等。这些药物的工艺不同，作用也有一些差异。但有一点是共同的，即它们都是针对身体内一种叫做肿瘤坏死因子（tumor necrosis factor，简称 TNF）的物质。肿瘤坏死因子是体内一个重要的蛋白质，有很多作用。其中一个作用是能够引起炎症反应，比如发烧。还能促进炎症局部一些其他细胞释放更多的促进发炎的物质，这样局部的炎症就会越来越严重。尤其重要的是肿瘤坏死因子能够促进免疫系统产生更多的杀伤细胞或杀伤分子，来损害身体内的器官。将肿瘤坏死因子的作用阻断了，就会起到消炎、降低免疫细胞功能的作用，因此也就可以治疗类风湿关节炎、强直性脊柱炎等风湿免疫性疾病了。

值得指出的一点是，所谓"肿瘤坏死因子"不只是出现在肿瘤中，而是可以出现在很多的炎症疾病中。很多患者朋友在拿到药品说明书的时候都很迷惑，甚至有些担心：是不是自己的病与肿瘤有关，所以医生给我用对抗肿瘤坏死因子的药物。其实，这个蛋白质之所以叫这个名字与其早期的发现有关，因为"它"能引起小鼠肿瘤的坏死。后来发现这个分子不光与肿瘤坏死有关，而且是体内参与炎症反应的一个作用非常广泛的分子，但是名字就沿用下来了。

但是，任何事物都有其两面性，切勿以为使用了生物制剂，就万事大吉，疾病自然就好了。应用生物制剂也有以下一些问题：①有一些患者有比较好的近期疗效，如控制关节炎的症状，但并不是所有的患者疗效都很好，有些患者的疗效可能不如预期；②并非用一两次就可以了，而是需要长期应用才能阻止病情的进展；③在使用生物制剂的时候，要配合一些传统的药物，才能维持其长期疗效；④由于抗炎作用较强，可能导致结核或者使潜在的结核病灶重新活动，因此在使用这类药物之前要检查有没有结核，如果以前得过结核，或者家庭成员中有结核患者，一定要告诉医生，最好不要用这类药物，如果确实需要，一定要谨慎使用；⑤有可能导致感染，身体内有潜在的细菌感染者不能用；⑥价格比较贵，一般需要自费，因此要考虑经济承受能力；⑦这类药有过敏反应的可能，一定要在医生的监护下在医院使用，切不可私自买药，擅自使用，那样的话，危险性就大了。

因此，在使用生物制剂之前，建议向医生咨询一下，药物的作用机制、有什么作用和副作用、价格如何，结合自己的承受能力综合考虑。

最近，除了抗肿瘤坏死因子类的生物制剂外，还有一些新的生物制剂，如抗白介素6的药物，抗CD20的生物制剂，也应用于风湿免疫性疾病的治疗中。值得提醒的一点是，来自不同厂家的生物制剂的作用是不同的，不能一概而论。这些只有仔细跟医生沟通后才能了解。

总之，弄清楚这些问题，才能更加合理地使用药物，既发挥其最大效用，又避免其副作用和危险性，这才是医生和患者所共同追求的目标。

91. 血浆置换能治疗风湿免疫病吗？要注意哪些问题？

现在有一种治疗风湿免疫性疾病的方法，叫做"血浆置换"。血浆置换是通过将患者血液引出，应用血细胞分离机、分离膜分离细胞和血浆。分离膜就像一个带孔的筛子，血浆中有害成分如抗体、补体、淋巴因子等因为分子比较小，就可以顺利地通过筛孔滤出去，血液中的红细胞、白细胞和血小板等由于个头较大，通过不了筛孔，因此就被保留下来。再将这些细胞与等量的置换液混合，输回患者体内。简单地讲，就是将患者的血液通过机器过滤，去除有害成分后再输回患者体内。就像洗衣服一样，将脏水倒掉，加入洁净的水，如此反复，就可以将衣服洗干净了。这样就达到减少体内异常免疫因子，治疗风湿免疫性疾病的目的。

那么，血浆置换适合哪些风湿免疫性疾病呢？系统性红斑狼疮、类风湿关节炎、系统性硬化症、多发性肌炎皮肌炎、皮肤血管炎、韦格纳肉芽肿、结节性多动脉炎等疾病都可以使用血浆置换治疗。但是血浆置换也有很多局限性，并不是什么人都可以做。

首先，虽然如前面所述，血浆置换就像洗衣服一样，将"脏"的血浆不断去掉，换上"干净"的血浆，这样来减少致病因子。但是，我们身体里面的细胞是活的，将这些致病因子去掉之后，如果没有用免疫抑制剂控制住身体内产生这些致病因子的细胞，还会产生新的致病因子，甚至还会产生更多。这就像我们剪发一样，经常剪发，头发就长得快，不经常剪发，头发就长得慢。因此，除了血浆置换以外，足够的免疫抑制药物控制好免疫细胞也至关重要。

其次，血浆置换不是一次就有很好的效果的。就像洗衣服也要换好多遍清水才能将衣服洗干净一样，血浆置换也要好多次的置换，一般可能需要3～6次。由于血浆置换比较昂贵，3～6次的血浆置换费用可能要好几万，甚至有些患者需要10万左右的费用。这在很多患者难以承担。

第三，血浆置换的时候，在去掉含有致病因子的血浆的同时，也将我们身体里面一些好的东西一起去掉。我们身体里面有好多抗体都是好的，是针对细菌、结核、霉菌的。但是，现在的血浆置换技术还无法分辨血浆中哪些东西是好的，哪些东西是致病因子，只能一起扔掉，而补充的替代品可能没有办法与自身的血浆成分相比，因此，有些患者血浆置换后可能容易感染。

由于上述原因，血浆置换这个治疗方法一般用于风湿免疫病危重症的治疗，对于一般的类风湿关节炎、强直性脊柱炎以及其他一些比较轻症的风湿免疫性疾病，用药物控制完全可以治疗，就不必选用血浆置换治疗了，不但可减少费用，而且也无需冒那么大风险。

（二）康复治疗

92. 风湿免疫病患者如何选择合适的康复治疗？

康复治疗是目前一个发展迅速的学科，不仅仅是大家理解的推拿、按摩、扎针、拔罐，现在的康复治疗是一种集运动治疗、物理治疗、针灸、拔罐、按摩等一体的综合性治疗方法。应用紫外线、红外线、电、超声、磁、热、冷、机械物理等方法，在患者疾病治疗过程中做辅助治疗，起到恢复、消肿、止痛、缓解肌肉疲劳等作用。

很多风湿免疫病患者有肌肉酸痛、关节疼痛、关节僵硬等症状，不少患者说做了康复理疗，感觉不错，关节疼痛好多了；也有很多患者说，做完康复理疗，病情严重了，关节更痛了。究竟是什么原因，导致大家做康复理疗的效果截然相反呢？

其实，风湿免疫病患者做康复理疗是有讲究的。不同的康复理疗方法，适合不同的疾病。不同的风湿免疫病又需要选择不同的康复理疗方法。

风湿免疫病患者起病的原因是由身体免疫系统出现问题，免疫系统异常活化引起。也就是说，正常情况下，我们的免疫系统是杀灭细菌、病毒的，但是风湿免疫病患者的免疫系统却把自身组织（比如肌肉、关节软骨及血管等）当做细菌病毒，把自己的肌肉和关节搞坏了，从而引起关节肌肉的疼痛、血管发炎等问题。所以，我们在治疗风湿免疫病的时候，主要是控制身体的免疫系统，不要去破坏身体的肌肉、关节、血管。而康复理疗的主要作用是通过物理的刺激，暂时扩张血管，改善病变局部的血液供应，从而达到辅助治疗的作用。那风湿免疫病患者适合做什么样的康复理疗呢？

（1）物理治疗。比如红外线、超声波以及蒸汽治疗（中药熏蒸等）是合适的，因为这些治疗都起到了疏通血管、改善循环的作用。大家可能都有过这样的经验，到医院打静脉针的时候，护士往往会在打针的地方拍几下，血管就鼓起来了，针就容易打了。这是因为，护士对血管的拍打是一种物理刺激，这种刺激就可以使得局部的血管扩张，血管鼓起来了，血流的速度就加快了。所有康复理疗的原理与此类似，就是通过声、光、电、磁等方法，使血管扩张，循环加快，让引起局部疼痛的物质尽快地代谢走，从而减轻疼痛、肿胀等不适。但是治疗过程中需要注意，不能太热，治疗时间不能太长，以免引起烫伤、烧伤、细胞坏死，对身体产生不好的作用。

（2）针灸。针灸是中国的传统医学，从中医的理论出发，针灸主要也是起到改善循环，活血通络的作用。所以，风湿免疫病患者是可以适当地针灸治疗的，可以缓解疼痛、舒缓压力等。

（3）推拿按摩。我们这里讲的推拿按摩可不是路边随便开的推拿按摩店，而是专业的推拿师的按摩。刚才我们讲过，护士拍打可以使得血管鼓起来，这个血管是我们身体里面比较表浅的静脉，而深部血管，因为位置深，仅仅靠拍打是不能使血管鼓起来的，这时就需要按摩了，因为按摩的力度要比拍打重一些，作用的位置也深一些。因此，按摩的一个重要的作用，就是通过适当的压力作用于深部的血管，使得血管扩张，清除局部的炎症介质，达到缓解局部肌肉疲劳紧张，放松肌肉，从而缓解疼痛的作用。但是在按摩的过程中，切记不可太用力，因为大力的按摩可能导致局部肌肉组织坏死发炎，加重病情。因此，风湿免疫病患者在推拿之前，一定要和推拿师交代清楚，只能轻柔按摩，不能太用力，才能起到较好的效果。

（4）拔火罐。拔火罐也是很多人喜欢的项目，俗话说，拔拔火罐，去去湿气，一身轻松。但是您可能不知道拔火罐拔出来的究竟是什么？其实，大家看到的拔完火罐皮肤一圈一圈的紫印子，是因为拔火罐时，对皮肤造成的压力过大，使得皮肤里面的血管破了，血液流出来了，也就是"出血"所致。刮痧的道理也是一样的。而出血能引起大量细胞坏死，激活免疫系统。所以风湿免疫病患者是不能拔火罐的，拔火罐可能会火上浇油，加重病情。

有一个老患者就有这样的亲身经历，本来类风湿关节炎控制得很好，关节基本不肿不痛了，却误信路边的按摩师推荐说拔拔火罐去湿气，结果拔完火罐

3天后,双手关节突然疼痛加重,再来医院检查,很多炎症指标明显升高,病情又进一步活动,不得已又要加用药物控制病情。

所以,风湿免疫病患者在选择康复理疗的时候,一定要征求风湿免疫科医师的意见,不能随意地去进行康复理疗。

最后想告诉大家,无论选择什么康复理疗,都需要在规律使用药物、控制病情的情况下进行,康复理疗只是一种辅助的手段,不能够从根本上治疗风湿免疫病,只能够缓解症状,用药物控制病情发展才是重中之重。

93. 关节炎患者如何进行康复治疗?

很多风湿免疫疾病的患者就诊时,在了解用药方案后往往最关心的就是日常生活的康复锻炼。那么如何进行康复锻炼才好呢?是每天在公园散散步、爬爬山、跑跑步,还是到按摩堂、水疗馆按按摩、蒸蒸桑拿?或是选择其他的方法?相信这是绝大多数患者迫切想知道的问题。

在风湿免疫病相关的关节炎中,骨关节炎的发病率名列前茅。骨关节炎是一种退行性骨关节病,多见于中年以后,也就是说骨关节炎是一种"老年病"——年龄越大,得病的机会越大。骨关节炎以负重关节如膝、髋、手的远端指间关节等受累多见(见图3.2.1、图3.2.2)。

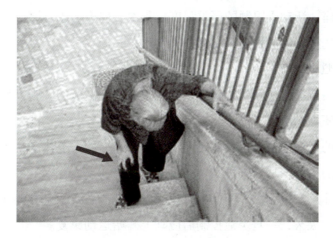

图3.2.1 膝骨关节炎

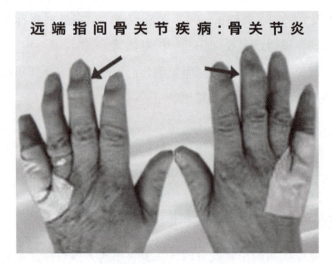

图 3.2.2　手骨关节炎

在骨头表面有一层软骨,起着保护和缓冲压力的作用。骨关节炎的发病原因主要是我们的骨质疏松了,难以支撑身体的重量,导致软骨磨损、破坏,关节发炎。在骨关节炎的治疗过程中,患者,甚至包括部分临床医生往往比较看重用药物来缓解疼痛,而忽视对患病关节的日常康复在骨关节炎治疗中的重要作用。

首先,在做康复理疗前,应做康复评定,评定患病关节活动范围、肌肉力量,关节疼痛、活动受限制的严重程度。其次,应根据康复评估结果,在疾病的不同阶段选择有针对性的康复治疗方案。

(1) 急性期治疗

此期骨关节炎疼痛症状比较重,有些患者还有关节的肿胀、关节里面有积液、行走不便等。

治疗目的:消肿止痛,缓解肌肉痉挛;使疼痛的关节休息;保护其他还没有发生疼痛的关节,尽量维护其功能。

·充分休息。根据关节炎症的严重程度和范围,可卧床休息1～3周。但卧床时间不宜太久,一旦炎症控制后应马上开始运动康复。

·物理疗法。目前所用的一些理疗,大多是通过物理的方法,扩张局部的血管，改善血液供应，血管通畅了、炎症消除了，疼痛、肿胀就会缓解。可以根据不同部位、不同深度的炎症选择不同的方法。红外线疗法可改善局部血液循环、促进局部积液吸收、消炎镇痛。急性疼痛时则以长波红外线疗法为宜。当病灶较深，长波红外线可能就够不着了，这时采用短波红外线或者超短波等疗法。

• 运动疗法。卧床休息阶段（康复锻炼阶段）主要是在治疗师指导下进行，目的是保持各个关节的活动和肌肉的力量。这是因为，我们的关节有个特点，如果长期不活动的话，将来活动起来就不那么灵活了。关节发炎的时候，关节疼痛，不少患者往往不敢活动、不愿活动，时间长了，对关节是不利的。建议大家做一些比较轻的运动，比如平躺时水平屈伸膝关节锻炼股四头肌，手关节抓握锻炼手指关节，颈腰椎关节轻柔地向各个方向活动等，以增强关节周围的力量，保持和增加关节活动范围。

（2）恢复期治疗

这时骨关节炎疼痛、肿胀等症状比之前减轻，但是走路、活动手指时还会有疼痛。

目的：进一步消肿止痛，恢复和增加日常活动能力。

缓解疼痛的方法：热敷以减轻关节肿胀、缓解疼痛，特别是对膝关节。用蜡疗缓解手部的疼痛，特别是在运动训练前。温热疗法适用于关节疼痛没有完全消除，尤其是由运动诱发的疼痛，主要采用短波和温热袋疗法等。

缓解和增加日常活动能力的方法：主要采取运动疗法，要求每一关节均为最大活动范围；休息和运动的时间比例可根据患者关节损害程度、活动受限的情况而定。

（3）慢性期治疗

此期骨关节炎患者常为隐隐的痛，只有在上下楼、提重物时关节疼痛、肿胀明显。

目的：进一步缓解疼痛，增强局部血液循环；改善关节功能，预防和矫正畸形；保证患者生活质量。

低中频脉冲电疗法:间动电流疗法常用于镇痛和促进局部血液循环,适用于骨关节炎伴有肌肉疼痛的患者;等幅中频正弦电疗法可松解粘连,对关节囊肥厚或关节粘连效果较好。

微波加热疗法:一般用于解除肌肉痉挛。

磁疗:病变部位比较表浅时选用交变磁场中的旋磁法,病变较深时可加用交变脉冲磁场或恒定直流磁场。

护具及矫形器的应用:佩戴合适的护膝(如图3.2.3)、护腕等护具;选择合适的功能性手指矫形器(如图3.2.4)、固定式腕部矫形器;可使用手杖(如图3.2.5)、助步器(如图3.2.6)等减轻受累关节负荷。购买这些器械前最好咨询专业的医生。

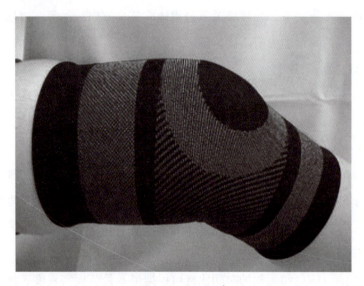

图3.2.3 护膝

同时可在慢性恢复期行物理按摩,有助于增强肌力,改善关节活动范围。但要注意的是,推拿按摩最好由专科康复治疗师进行操作,千万不可盲目到不正规的小诊所进行理疗。因为康复理疗并不能起直接的治疗作用,若操作手法不当,还会加重病情,特别是有骨质疏松的老年人更应警惕骨折风险。

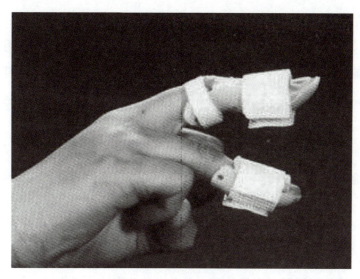

图 3.2.4 手指矫形器

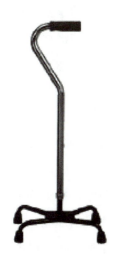

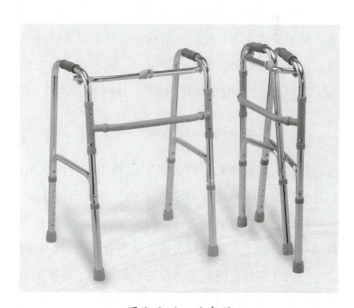

图 3.2.5 手杖　　　　　　图 3.2.6 助步器

值得注意的是，要合理地锻炼，锻炼并不是越多越好。有些朋友觉得多练很重要，就长时间地走路、爬楼梯、爬山等，这些对于骨关节炎的患者是不可取的。在此再次强调，患者应尽量避免上下楼梯、长时间下蹲、站立、跪坐、爬山等，尤其在关节肿胀时更应避免。同时建议大家做到以下几点：

首先，要有合理的生活方式，最好减轻体重，日常活动时使用护具（如护膝、护腕等）保护患病关节。平常选择穿松软、鞋底有弹性的鞋，如坡跟的休闲鞋，以增强缓冲，减轻关节磨损。必要时可使用手杖、助步器等减轻受累关节负荷。

其次，应在非负重状态下进行适当的锻炼，比如平躺时屈伸膝关节，进行游泳、平地散步或骑自行车等运动，以增强关节周围的力量，保持和增加关节活动范围，有利于病情恢复和疾病控制。

这里介绍的骨关节炎康复理疗的治疗方案，也基本适用于类风湿关节炎等其他伴有关节肿痛的风湿免疫性疾病。

以上虽然我们强调了康复治疗在关节炎治疗中的重要作用，但并不是说单纯通过康复理疗就能治愈关节炎。关节炎患者要缓解关节肿痛、延缓疾病进展、保护关节功能、改善生活质量，除需要正确的生活指导，正规的康复理疗外，正规合理的药物治疗必不可少。因此在实际工作中，对关节炎的治疗强调"药物治疗为主，康复治疗为辅"，这样才能达到"治标又治本"的效果。

94. 风湿免疫病患者为何不宜拔火罐？

想必大家都知道"拔火罐"这种中医传统的治疗方式，也有很多朋友尝试过拔火罐，中医治疗师"啪啪啪"在患者身上吸上几个罐子，最后留下几个红红的斑印。有朋友告诉我们说他感冒后全身乏力、咳嗽、鼻塞，拔火罐治疗后全身舒坦了不少。那么是不是不管什么人，都可以进行拔火罐治疗呢？

先说说前段时间我们治疗的一位患者，她就是一个典型的不适合拔火罐的患者。这位女性患者48岁，眼眶周围红肿、全身多关节肿痛1月余。她听朋友说，拔火罐可以治疗关节痛，于是就去拔火罐了。但是，拔火罐3天后，全身关节疼痛显著加重，早上起来关节僵硬，使她不能忍受，于是来到我院住院治疗。入院后检查一看，她的类风湿因子包括 IgM 及 IgG 都是阳性的，抗 CCP 抗体也是阳性，血沉加快及 C-反应蛋白明显升高。同时，抗核抗体阳性，

Ro-52抗体阳性。根据这些情况，我们诊断为类风湿关节炎，有重叠综合征的可能。经过正规的生物制剂和消炎药联合治疗，其病情好转出院，现在门诊随访，病情稳定。

该患者在拔火罐治疗后，病情加重，其原因是什么呢？为什么有些朋友，特别是风湿免疫病患者就不适合甚至是绝对不能拔火罐治疗呢？

拔火罐的原理，其实说来也很简单：用火将空罐子里面的空气加热，热的空气很快就排出去了；然后迅速将罐子扣在身体某些部位上。由于罐子里面空气几乎排尽，扣在皮肤上的罐子内形成负压，皮肤被负压吸引，造成皮肤局部的出血。有些人认为，拔火罐后所遗留在皮肤上的一块块紫色的东西是"毒"，将这些"毒"拔出来了，身体里面的病就好了。其实，这些紫色的东西，就是因为拔火罐时，对皮肤造成的压力过大，使得皮肤里面的血管破了，血液流出来了，也就是"出血"所致。刮痧的道理也是一样的。大家平时当然也不免磕磕碰碰，这种情况下局部也会出血，就会产生一样的出血点，或者斑块，只是图案没有火罐那么圆罢了。

那么为何拔火罐或者刮痧可以治疗某些疾病呢？我曾经提出过一个理论，"凋亡细胞诱导免疫耐受，坏死细胞促进免疫应答"。什么意思呢？我们身体里面的免疫系统有很强的攻击力，但是只有将免疫系统的攻击力引导指向所需要攻击的敌人，我们身体才能够战胜细菌、病毒等。如果免疫系统搞错了，将自己的细胞或者组织当成"敌人"来攻击的时候，我们就要得自身免疫性疾病了。但是，身体如何区分是否是敌人的攻击，比如细菌或者病毒的攻击呢？免疫系统采取了一个简单的逻辑。在有细菌或者病毒等攻击的情况下，身体里面的细胞主要产生坏死，于是就利用坏死的细胞来激发我们的免疫系统。免疫系统被激发起来之后，就可以将细菌和病毒杀死了，我们的身体就恢复健康了。而平时我们体内组织细胞的衰老、更新，细胞所采取的死亡方式是凋亡，这个时候不但不会激发免疫系统，而且还会有意地"告诉"免疫系统，不要攻击这些细胞，因为这是正常的"换防"，而不是有敌人攻击。拔火罐或者刮痧等治疗方法，就是在皮肤上施加压力（火罐时的负压、刮痧时手指的压力），使得皮肤中的血管破裂，形成出血。然后在局部形成组织细胞的坏死，从而模拟细菌或者病毒对我们人体的攻击情况，活化机体免疫系统，提高身体免疫能力。因此在机体病毒感染导致感冒时，拔火罐或刮痧能提高免疫能力，促进疾病的痊愈。

但是，风湿免疫病患者（如类风湿关节炎、系统性红斑狼疮等）机体免疫系统本身就已经过度活化了，体内产生了攻击自身组织的抗体（如自身抗体谱中抗核抗体阳性，类风湿因子、抗CCP抗体等阳性），攻击我们的关节或者器官形成了关节炎和其他病症。此时，如果再进行拔火罐治疗，无疑"火上浇油"，进一步活化免疫系统，加重自身抗体对机体组织的攻击，从而加重了病情。因此，风湿免疫病患者是不适合进行"拔火罐"治疗的。

希望各位患者朋友明白"拔火罐"适合什么疾病，不适合什么疾病，然后再选择治疗方式，切莫病急乱投医，反而加重病情就得不偿失了。

温馨提示：现代生活富裕了，不少人在工作之余到洗脚店泡泡脚，松松筋骨，这是可以的。不少洗脚店、按摩场所还进行拔火罐等服务，甚至有些理发店也跃跃欲试，大街上也屡见不鲜。但是拔火罐是一个专门的治疗项目，要有严格的适应证，不是什么人、到哪里都可以"拔"的。

四、其他

95. 风湿免疫病患者应该如何管理好自己的病历？

在临床上经常遇到一些患者，他们患有慢性病，症状复杂，有时在好多家医院就诊，但是往往对自己的病历没有管好，到了医生那里也不能很快、很全面地将自己的病情说清楚，轻则需要重复检查，浪费时间和金钱，重则影响医生诊断疾病，耽误治疗。因此，准确、全面地记录自己病情的变化，整齐有序地保管好自己的病历资料，给医生提供重要信息资料，对于医生充分了解病情，准确诊断和治疗至关重要。

如何才能保管好自己的病历，并准确记录自己的病情呢？

首先，在思想上要重视，因为临床上好多症状是一过性的，可能到医生那里就诊的时候，该症状已经没有了，但是医生还是可以根据既往出现的症状做出正确的诊断。例如，我们曾经遇到这样一位患者，他本人因为要考大学，为了不耽误学业，他没有亲自前来就诊，而请其母亲代为就诊。他的母亲对他的病情做了详细的记录，而且在他发热、出皮疹的时候，照了很多照片。我们根据这些记录和照片，最终诊断他患了系统性红斑狼疮，但当时病症较轻，嘱其服用一些免疫抑制剂，在当地医院复查。该患者不但很快控制了病情，而且没有耽误学业。但是，由于没有记录、保管好自己的病历资料而耽误病情的患者不胜枚举。

其次，如果曾经到医院就诊或住院，一定记得向主管医生咨询自己要学习些什么，准备些什么，记录些什么，这样就可以做到有的放矢。例如，高血压患者要自己购买一台血压计并学会自己量血压和记录血压变化。这样就可以在下次复诊时给医生提供药物疗效或副作用方面的准确信息，便于医生及时调整药物。风湿免疫病患者由于使用免疫抑制剂，可能会导致感染和受到药物毒副作用的损害，因此要注意以下几点：①自己备一个体温计，在感到不舒服的时候，及时测体温，如果体温大于37.5℃，就要引起重视，防止出现感冒或其他感染等疾病。②注意观察自己身体上的变化，如有无新的皮疹出现，原有的皮疹是否出现扩大或颜色加深等现象；小便是不是泡沫很多，有异味；眼睛、皮肤是不是变黄了；关节疼痛肿胀是好转了，还是加重了；有没有大便发黑；有没有掉头发；口腔有没有溃疡，或口干、眼干等现象。具体要观察什么症状，可以咨询主治医生。③将自己测量或观察到的现象用一个本子按照时间顺序记录下来，老年人或难以亲自记录者最好请家人帮助记录好。

第三，在医院曾经进行化验检查、X线片、CT、核磁共振、心电图、超声等的检查报告或图片资料，最好用一个袋子装起来，也可以将这些资料等扫描或拍照，转为数码资料保存在电脑里，这样还可以在网上给医生传送这些资料，大大方便就诊和治疗。

总之，人一旦生病了，不要依赖别人，要自己积极面对，在家属的支持下，与医生好好配合，这样通过医患双方共同努力，就一定能够战胜疾病。

温馨提示：不少患者在看病的时候，希望找到一位"好医生"，尽快把病诊断出来，尽快治好。但是，自己也要想一下，有没有尽量做一个好患者，让医生能够很快、很准确、很方便地了解您的病情。

96. 为何要参加临床药物试验？需要注意些什么？

所谓药物临床试验，指的是在患者或者志愿者身上进行药物研究，目的是确定试验药物是否有效和安全。临床试验是推动人类健康事业向前发展的重要手段。

临床药物试验需要遵循哪些原则呢？我们在临床药物试验中需要遵循三个原则：科学原则、法律法规、伦理原则。简单来讲，就是说临床药物试验必须科学合理，必须符合相关法律法规，必须讲究伦理道德。当临床药物试验的科学性、法规性与伦理性发生矛盾时，我们应把伦理问题摆在首位。为保护受试者的尊严、安全和权益，国家规定从下面几个方面对临床药物试验伦理进行重点审查，包括研究方案的设计与实施、试验的风险与受益、受试者的招募、知情同意书告知的信息、知情同意的过程、受试者的医疗和保护、隐私和保密、涉及弱势群体的研究等。

那么参加临床药物试验有哪些好处呢？从患者的角度来讲，参加新药研究，可以使患者尽早获得这些新药的治疗，对于反复发作且目前药物疗效不佳的慢性疑难杂症患者，可以说，临床试验新药是个不错的选择。参加临床试验，可以在一定程度上减少患者的经济负担，因为临床试验的药物可以免费提供，同时，参加临床试验的患者可以得到免费的与该临床药物试验相关检查。另外，参加临床试验，可以获得规范的治疗和随访，患者在参加临床药物试验期间可获得医院和科室良好的医疗服务，有利于提高疗效。当然，参加这些临床药物试验，也会对这个病的治疗和研究做出贡献，也许会对这个病的其他患者带来福音！

既然参加临床药物试验有这么多好处，相信很多人都想试一下吧？但是，临床药物研究毕竟也是一种实验性研究，患者在享受它的好处的同时，也要承担一定的风险。

具体来说，临床药物试验的风险主要有两部分，第一，我们增加了这个药但是治疗的效果不一定增加。第二，可能会出现一些不良反应，甚至之前都没有碰到过的一些不良反应。不过大家不要太过顾虑这些风险，因为临床研究有严格的法律法规和政策规范约束以及严格的操作流程，可以最大限度地减少风险，保证受试者的安全。

为了遵循临床药物试验的三大原则，保证试验的合法性、科学性以及最大限度保障患者利益，临床药物试验需要一套复杂且必要的流程。对于临床药物试验的流程，大部分是研究的申请单位与研究的实际执行单位需要做的工作。对于参加临床药物试验的患者，只需要与相关医务人员做好沟通，签订知情同意书及相关文件后，积极配合医生工作就行了，其中最重要的是遵医嘱按时用药，按时做检查，按时复诊。

那么参加临床药物试验需要注意什么呢？对于患者而言，首先，需要充分了解所要参加临床药物试验的所有条件和要求，包括参加条件和参加后需要履行的责任和义务等。其次，需要如实汇报自己的基本信息，按照医务人员的要求，认真阅读并签订好知情同意书。最后，一旦参加临床药物试验，就需要充分信任医务人员并认真执行其要求，讲信用，按时复诊、复查，积极配合医生的工作，不能随意提前或推迟复诊时间，更不能中途无故退出临床药物试验！

患者只有充分了解临床药物试验的意义、方法、好处、风险、流程等，才会更加主动地加入临床药物试验。

97. 从健康角度谈"冰桶挑战"

ALS（肌萎缩性脊髓侧索硬化症）冰桶挑战是国内外名人圈里兴起的一项慈善活动，这项运动有3个规则：①参加者先用一桶冰水自己兜头浇下；②拍下视频并上传到网络；③指定好友参加挑战，若不倒冰水则要捐100美元给ALS协会。这项挑战活动旨在提高人们对ALS患者（俗称"渐冻人"）的关注，并号召人们为ALS联名捐款。这项慈善活动得到了国内外大批知名人士的支持。看到微软董事长比尔·盖茨、苹果CEO库克、小米科技CEO雷军、影星章子怡、刘德华等人变成落汤鸡的模样，网民们大呼过瘾。

在短短2周的时间内，ALS冰桶挑战风靡全球，名人大腕们的"冰冻行为"在娱人娱己的同时，也产生了一些正面效应，为ALS患者募集到了大量捐款。但是，是否所有人都适合接受"冰桶挑战"呢？这是我们冲动地将大桶冰水浇到身上前需要冷静思考的一个问题，也是我们风湿免疫科大夫觉得有责任跟大家说清楚的一个问题。

那么，哪些人可以接受，哪些人不宜接受"冰桶挑战"？在接受挑战前后又应该做好怎样的防护措施呢？接下来，让我们从身心健康的角度浅析"冰桶挑战"，在传递正能量的同时，也不要忘记维护自身健康，并且帮助那些接受挑战的朋友们避免不必要的伤害。

被一大桶冰水浇头浸泡是什么感觉？想想应该和冬泳差不多："周身颤栗、僵硬及针刺样麻痛，呼吸急促，心跳加快"。"冰桶挑战"这项活动的目的之一就是要大家通过这项活动体会 ALS 患者"全身肌肉僵硬，像冻住了一样的感觉"。其实这项活动与冬泳有不少类似性，我们知道冬泳前要做大量热身运动才可能避免危险的发生，玩"冰桶挑战"是不是也需要？笔者对此提出了担忧，认为将大量冰水从头浇到脚还是存在一定风险的。

冰水浇头会导致血管急剧收缩，血压急剧升高，如果挑战者存在潜在的心血管疾病风险，如高血压、冠心病、动脉瘤等，可能会发生脑出血、心绞痛、动脉瘤破裂的危险，更甚者出现猝死。而另一些患有类风湿关节炎、硬皮病、血管炎、系统性红斑狼疮、糖尿病等全身性疾病的人群也不适合接受"冰桶挑战"。原因在于，上述疾病本身已经影响全身血管，特别是肢体末端的微血管，导致血管发炎，周围组织供血供氧不足，肢体末端会出现苍白、疼痛、溃疡等不适，冰水刺激会导致血管收缩，血流减少，身体组织缺血缺氧，血管炎症加重，疼痛、溃疡等症状也会相应地加重。很可能，一桶冰水淋下之后，病情复发或者加重了。所以，在浇冰水之前，挑战者应该对自己的身体做出评估，如果存在上述心脏、风湿、血管相关性疾病，应慎重考虑。即使是体质强健、身体健康的人，在"冰桶挑战"前后也要做好充分的防护措施，在挑战前充分热身，就像冬泳下水前做徒手操、肌肉拉伸等热身运动一样，提前预热身体并使其逐渐适应冰水的温度；挑战完毕后，应及时用温水淋浴或擦干身上水分，迅速换上干爽的衣服，做好事后的身体保暖工作，跑步、做运动，有条件的也可以泡热水澡、蒸桑拿、喝姜汤等，以增加体内热量。

"冰桶挑战"最开始是由体育明星发起的，运动员长期大量的训练，使他们有着强健的身体基础，这一桶冰水浇下去可能不会有大问题，但是现在越来越多的普通人参与其中，尤其是中老年人，更应该慎重地对待"挑战"，选择适合自己的"行善方式"。否则，单纯地追求刺激，不仅误人误己，造成身体上的伤害，也违背了该项活动的原旨。

ALS 这种疾病至今病因不明，有人认为可能与遗传、基因缺陷或环境等有关，笔者认为还可能与自身免疫存在较大相关性，可到风湿免疫专科行自身免疫方面相关检查及治疗。

98."好大夫回家"有感

作为南方医科大学第三附属医院的一位风湿免疫科的大夫，在"好大夫在线"（http：//www.haodf.com/）开通个人网站（孙尔维大夫的个人网址 http：//ewsun.haodf.com/）4年多了。在这4年中，我回答了1万多位患者的问题，撰写了100多篇科普文章，有700万人次访问了我的个人网站，现在每天有6000~8000人访问。在过去4年多的时间里，我与"好大夫在线"结下了深厚的友谊，可以说每天上"好大夫在线"回答患者的问题成为生活中的一项重要内容，如果哪一天因为出差或者开会没有时间上好大夫个人网站回答问题，我就会感觉缺了些什么，好大夫个人网站已经成为我看病的助手和生活的伴侣。经过这些时日的网络交往，我很希望有机会能与维护"好大夫在线"的幕后英雄们面对面交流，了解"好大夫在线"的思路和将来的发展方向，提出自己的一些建议和想法，也希望通过与"好大夫在线"的沟通，为更好地构建医患沟通平台尽自己的一分力量。

但是我们地处广州，与"好大夫在线"的北京总部相距甚远，要想见面实属不易。好在最近我从好大夫在线广东记者站站长程立峰那里得知，"好大夫在线"最近有一个"好大夫回家"活动，就是请在全国各地的在好大夫在线注册的各位大夫到北京总部参访，沟通交流。于是，2014年9月22日，我利用去北京开会的机会，专程到"好大夫"参观访问，并有幸成为第一位"好大夫回家"的大夫。那天早上一早，"好大夫"副总裁兼总编辑何波亲自驾车到酒店来接我，到"好大夫在线"位于北京八里庄文化创意产业园区的总部参观，并与胡少宇、何波、李浩、吴刚几位副总裁面对面进行了交流。我看到，"好大夫在线"大约有300位员工，这在互联网行业已经是很大的公司了。在2层楼的办公区域中，分为分诊部、电话咨询部、客户服务部、网络维护部等几个部门。我了解到，"好大夫在线"是2006年由王航和胡少宇创立的，从一个数据库开始，快速成长为医疗服务网站的领头羊，从"让患者找到大夫"这一简单想法开始，一跃成为预约就诊、院外医疗服务、患者管理等方面都有涉及的综合医疗网站龙头。看到很多患者和大夫对"好大夫在线"的好评，我感觉他们确实不容易，不但为广大患者做了一件好事，也为我们大夫做了一件好事，也许对将来的医疗改革也会产生重大的影响。回到广州后，我一直想把我的感受和体会写下来，无奈工作太忙。国庆期间，我下决心梳理了一下思路，与大家分享一下我的心得。

疾病是人类的大敌，如何面对疾病是我们的重大课题。国家注重的是建医院或者卫生服务中心，培训医护人员。毋庸讳言，虽然我们现在大医院不少，医护人员也不少，但是大家总还是不满意，医患之间信任度低，医疗纠纷甚至伤医杀医案件不断。究竟是什么原因呢？对于这个问题，可谓仁者见仁智者见智，但是其中有一点可以肯定，就是广大患者的医学常识不够，对大夫和医院认识不够，医患之间沟通渠道欠缺。如果这方面的工作做好了，患者就能更好地就医，更好地理解疾病和大夫，大夫也能更好地理解患者，更好地为广大患者服务。

患者由于不了解医院和大夫，走弯路的事情不胜枚举。

比如说风湿免疫性疾病是一类比较复杂的病，这类病的症状比较复杂，可能表现为发烧、皮疹、头痛、关节痛、肚子痛、肌肉疼、白细胞、血小板低，尿蛋白或者出现红白细胞，等等，可以说全身从上到下，从前到后，从外到里，无论哪里出现状况，都有可能是风湿免疫性疾病所引起。这是因为，风湿免疫性疾病归根结底是我们的免疫系统异常活化，攻击我们自身的组织和细胞所致。而随着攻击的部位不同，患者可能表现为不同的症状。由于风湿免疫专科是一个新兴的学科，很多医院甚至是一些大的三甲医院都没有风湿免疫科，因此很多患了风湿免疫性疾病的患者，就会找其他科的大夫来看，不少患者往往注重了局部症状的控制，而忽视了免疫系统异常活化这个根本的问题，因此病情往往迁延难愈。据统计，风湿免疫性疾病的患者，首诊到风湿免疫科的仅仅占30%，而到其他科的占到70%。到风湿免疫科就诊的患者中大约90%能够得到正确的诊断和治疗，而到其他科就诊的风湿免疫病的患者只有大约50%能够得到正确的诊断和治疗。由于风湿免疫病的患者最常见的症状是关节痛、骨头痛，因此这些患者到骨科就诊的比例高达40%，远超到风湿免疫科的30%。大家知道，骨科是以外科手术见长的科室，而手术治疗仅仅占风湿免疫性疾病治疗手段中很小的一部分，大部分患者要用抗炎药和免疫抑制剂治疗，才能从根本上解决问题。事实上，很多疾病都是先到内科进行治疗，内科治疗效果不好才会到外科治疗。试想，一位咳嗽的患者，肯定是先到呼吸科就诊，呼吸科大夫发现有肿瘤或者其他的外科问题，才会请胸外科的大夫做手术。一位肚子痛的患者肯定首先到消化科开药，而不是到普外科或者肝胆外科做手术。遗憾的是，骨头、关节痛的患者大部分会首先到骨科就诊，而其中只有大约10%需要立即手术治疗。这是因为，目前国内很多医院还没有骨内科。而我们比较幸运，因为我们医院是一个以骨科为龙头的综合医院，院领导采纳了我的建议，成立了骨内科并与风湿免疫科并为一个科，这就解决了很多患者就医问题，使得很多人少走弯路了。

　　由此可见，患者找大夫很难，找到能切实治疗其疾病的大夫更难。有的朋友会问，西方国家怎么样呢？当然，他们的患者找大夫相对容易一些，这是因为他们有完善的全科大夫制度，很多病都是由全科大夫先看，然后介绍给专科大夫。但是这个制度也远不是那么完善，因为这与全科大夫本人的水平很有关系。如果全科大夫介绍错了，那患者的弯路就走得更远了。不仅如此，其实大夫找患者也不容易。一个大夫可能具备了某种治疗能力，这种能力可能来自于自己的医疗实践，也可能来自于国内外的学习进修。但是他要让患者知道自己具备这种能力，能够为患者服务，也是相当困难的。目前主要靠医院内的一些熟悉他业务能力的同事，或者治疗过的患者进行传播，但速度实在是太慢了，某种程度上也是一种资源浪费。我就见到这样一位患者，他多关节疼痛、畸形，已经坐上轮椅了。我初步一看，应该是类风湿关节炎可能性大，建议他到风湿免疫科先看看。但是，他说他已经约好了某某医院的骨科大夫了。望着他远去的背影，我只能在心底里祝福，希望他能够少走一些弯路。凡此种种，就导致了大家都往北京、上海、广州这些大城市的医院看病，造成这些医院人满为患，大夫不堪重负的现象。当然，这样的问题北京的知名医院尤为突出，因此出现通宵排队、号贩子满大街的现象就不足为奇了。

面对这种困难和局面，"好大夫在线"敢为人先，闯出了一条新路。"好大夫在线"建立网络沟通平台，专注院外医疗服务，致力于让患者找到好大夫，让大夫找到自己能够治疗的患者。患者将自己的病情发到"好大夫在线"，认为自己具备治疗能力的大夫分别发表自己的意见，然后患者根据自己的病情、距离的远近、经济条件等情况综合考虑后，选择合适的大夫前往就诊及后续治疗。在赴医院治疗之前，患者还可以与大夫进行充分的沟通，提前准备一些材料，或者预约床位，等等，这些都是医院和卫生行政管理部门难以做到的。由于事前有了充分的沟通，患者来院就诊后，依从性大大增强，治疗效果也比较好，即使治疗出现一些波折，患者也容易理解。可以说目前的医疗纠纷，甚至伤医、杀医等极端案件，不少情况下都是医患沟通不畅导致的。而大夫在门诊一上午看几十位患者，是很难有太多时间与患者进行详细沟通的，即使病房查房也不可能有很多时间与每位患者进行沟通。而网络上的沟通就弥补了这个缺陷。

临床大夫认为自己具备了某种专业能力，也可以通过在好大夫在线上发表科普文章，使得患者认识自己，了解自己的治疗方法。患者信任后，再跟自己联系，反复沟通交流情况，这样就可以更好地发挥自己的专业所长，为更多的患者服务。有不少患者都是通过这样的途径来到我们医院，而且他们的满意度都是非常高的。因此，好大夫在线在为患者服务的同时，也为大夫建立了一个广阔的平台，使得他们能更加方便地拓展自己的业务，建立自己在患者心目中的口碑，因而受到很多大夫的欢迎。

我们现在处在互联网的时代，互联网这个大潮不可避免地席卷了现代社会的每一个角落。我们不必为马云成为首富感到奇怪，那是因为除了他本人的远见卓识和团队管理外，还在于他很好地利用了互联网这个大势。

作为大夫，面对互联网的大潮能否无动于衷？是不是埋头做好我们的技术、看好每一个患者，或者发一些重量级的论文，就是一个好大夫呢？这是我们每个大夫必须思考的问题。我个人认为，只有适应互联网、利用好互联网，才能更好地做大夫。主要原因有以下几点：

首先，虽然当代的医疗技术很先进，但是广大患者还很不容易分享到先进医疗技术的成果，其中重要的原因就是我们的科学普及工作做得不够。大医院的大夫工作很忙，他们除了每天的医疗工作之外，不少人还有繁重的科研任务。而写科普文章、做科普讲座、与患者交流等，都要耗费大夫们很多时间，而这些时间的耗费并没有得到医院以及卫生行政管理部门认可，不如写几篇好的科学论文来得管用，因此一些大夫做科普的积极性不是很高。我个人认为这种认识是不正确的，因为我们只有积极做科普工作，才能将最新的医疗成果介绍给广大患者。而且科普文章也不是那么好写的，需要将现代的医疗知识用最通俗的语言讲解给患者，这还是需要下些苦功夫的。

其次，人与人之间个体差异很大，因此医疗工作是一个非常个性化的工作，在治疗学上称为个体化治疗，也就是说，两个人虽然是同一种疾病，但是临床表现和治疗方法可能有很大的差异。这就需要我们花比较多的时间跟患者进行沟通和解释，使得他们了解疾病及治疗方法，比较各种治疗方法的优缺点，这样他们就可以主动地配合治疗，取得更好的治疗效果。

第三，我们大夫平时工作忙，门诊患者很多，没有时间与患者做详细的沟通交流，住院患者相对好些，但是也不可能有很多的时间与之沟通，怎么办呢？我个人觉得利用互联网技术与患者进行沟通是一个非常好的方法，这样我们可以利用一切可以利用的时间，给患者写科普文章，给患者讲解疾病发生的道理，以及可选的治疗方法，使得患者可以选一个靠得比较近的、能够确实治疗好其疾病的好大夫进行治疗。

当然要进行有效的沟通，就需要有有效的平台。而"好大夫在线"为我们打造了一个非常好的平台。在这个平台上，可以发表科普文章，可以回答患者问题，可以进行预约转诊和电话咨询。好多我们想到的好大夫在线想到了，好多我们没有想到的好大夫在线也想到了，而且有专业的人员维护。这对我们临床大夫来说简直是太好了。

互联网有什么优势呢？其实最大的优势就是口碑效应，在互联网上多花些时间，多写点科普文章，与一些患者进行沟通，然后这些患者在自己的治疗之下病情好转，口碑就会传播出去，自己的事业就会发展得快一些。我们近4年来的实践也说明了这一点。我们4年来治疗的患者数量，每年都以50%以上的速度递增，这些成绩的取得，除了核心医疗技术的提升以外，"好大夫在线"网络平台可谓功不可没。

我为什么会喜欢上"好大夫在线"，直至"爱不释手"呢？这要从我的一位患者讲起。4年前我刚刚在好大夫在线注册后不久，我的一位患者说要给我写一封感谢信。我就说"那好吧，您就上'好大夫在线'写就是了"。但是几天后，他告诉我，他写的感谢信没有得到"好大夫在线"的审核认可，因此没有发表成功。我问他为什么呢？原来他写感谢信的时候留的是他妹妹的联系电话，而他留在"好大夫在线"的资料是男性。当"好大夫在线"的客服人员打电话去核实时发现接电话的是位女士，而且说不清楚病情。因此，"好大夫在线"就没有让这封感谢信发表。这件事让我对"好大夫在线"刮目相看。我以前对互联网上的信息总是将信将疑，因为了解到有些网站可以"刷票"、"刷点击"、"花费买搜索排行"等，但是这位患者的话促使我重新认真审视了"好大夫在线"，我觉得就凭这股认真劲，"好大夫在线"就会成功。因为我们面对的患者是活生生的人，正所谓"健康所系、生死相托"，是来不得半点马虎和虚假的。正是凭着这种对"好大夫在线"的信任，4年多来，我不改初衷，一直在好大夫我个人的网站上不断耕耘，收获了患者的信任和科室事业的发展。

这次访问，在去"好大夫在线"北京总部的路上，何总给我讲了他们是如何对待"差评"的。好评大家都开心，如果出现"差评"，怎么办呢？他们就会专门与医患双方沟通，了解医疗的过程，分析其中的原因，如果发现患者说的是事实，大夫在医疗过程中有瑕疵，那就会坚持患者的观点。据说一位非常有名的大夫，医疗技术应该没得说，大家与这位大夫也蛮熟，但是经过了解，确实这位大夫门诊特别忙，没有时间跟患者仔细解释，有些话可能不是很妥当，患者接受不了，最后他们还是坚持了这位患者的观点，给予这位大夫"差评"。我个人认为"好大夫在线"的做法是对的，因为我们面对的患者是一个社会的人，我们的一言一行要充分照顾到患者的感受。我们大夫现在看病与以前不一样了，患者有了好的感觉会帮助大夫传播好的名声，但是不注意的话，一不小心，就有可能得到一个"差评"。这也是互联网时代大夫们要加以注意的。

"好大夫在线"另外一个让我感动的地方，就是页面干净得令人难以置信。我们知道互联网是一个传播的平台，在平台上放一些广告是可以有利润的。现代社会的每一个人都有赚钱的冲动，何况"好大夫在线"不是政府平台，不是用纳税人的钱开办的，而是由投资人投资的。"好大夫在线"开办8年来，网页上很难看到广告，这有些让人难以置信，有时我甚至担心他们是如何活下来的。我们知道资本总是逐利的，他们又是如何说服投资人的呢？我们在上其他一些网站的时候，不时都会跳出一些广告，什么"药物治愈率达到98%以上，甚至100%有效，无效退款"，什么"××药物能够有病治病，没病防病，反正只要吃了就是好"，还有些广告动不动就说"成功治疗了几万例"。不少患者由于吃了这些药物，走了不少弯路，大医院的大夫对这些现象也无可奈何。"好大夫在线"能够坚持一点：药物或者其他医疗手段是需要大夫处方的，因而只选择促进医患之间的沟通，而不是越俎代庖，直接做医疗广告或者医疗单位的广告。我个人认为是非常正确的，因为只要专注于医患之间的沟通，患者之间的口碑传播速度是最快的，也是最有效的。现在我们科室就诊的患者中间，通过医患口碑传播而来看病的占到60%以上，也证明了这一点。好大夫在线创始人王航说得好，在社会效益与经济效益之间，要优先选择社会效益，然后才能考虑经济效益，我认为是非常对的。因为医疗行业是一个特殊的行业，这个行业的从业者，无论是否是大夫，都要将自己的社会责任放在首位，这样就可以走得更远了。

最后，"好大夫在线"让我吃惊的是其效率。在总部的一面墙上，挂着一面白板。上面写着电脑故障处理的情况。故障发生后的处理是以分钟计的，我看到最长的时间是 41 分钟，最短的是 7 分钟就处理完毕了。类似的事件可能在很多单位是以小时或者以天来计的，而他们以分钟计，我想他们对待处理电脑故障也像我们抢救患者一样是分秒必争的。

  由于时间的关系，在"好大夫在线"只参观了一个多小时，不得不去赶飞机了。在去机场的路上，我与何总又聊了很多。我很感谢"好大夫在线"为我们提供了这么一个有效的医患沟通平台，何总介绍"好大夫在线"还会进一步向院前和院后的患者管理的平台发展。我也希望"好大夫在线"的分诊部要积极与临床大夫沟通，更好地进行分诊。某种程度上来看，分诊人员虽然不直接看病，但他们权力还是很大的，他们决定什么样的病，应该由哪些大夫来看。如果分得不是很到位的话，患者一样会走弯路。而且现代医学发展很快，原来认为是需要外科大手术的病，腔镜就可以做了。原来认为需要手术的病，内科治疗就可以了。分诊团队如何获得这些知识呢？当然，教科书、互联网都是很好的途径，我觉得与临床大夫建立持久的联系，请他们定期来上课讲解，一起研究、讨论可能是一个比较好的方法。比如我们风湿免疫科的病，好多以前就认为是其他科的病，如我们治疗的银屑病、重症肌无力、甲状腺炎等疾病，以前认为是皮肤、神经和内分泌的疾病，其实这些病都是免疫系统异常引起的，都需要用免疫抑制剂才能彻底治疗，而用免疫抑制剂最好的科室是风湿免疫科，类似这样的情况在其他科室还有。我也希望"好大夫在线"能坚持不变的初心，专注于医患沟通平台的建立和优化，使医患之间不再遥远。

  祝"好大夫在线"8 年生日快乐。在新的起跑线上，百尺竿头，更进一步！

99. 热烈祝贺南医三院新门诊楼落成暨风湿免疫科开诊！

  南方医科大学第三附属医院（简称"南医三院"）新门诊楼落成了，2010 年 10 月 29 日正式启用接诊患者！这是我们南方医科大学，尤其是我们南医三院人的一大盛事和喜事，我们热烈祝贺，我们欢呼雀跃。

新门诊位于广州市天河区最繁华的中山大道上,面对天河公园;她南临珠江,毗邻广州珠江新城、华景新城等住宅小区;到达广州市新的城市地标,如天河体育中心、广州歌剧院、广州东站等仅3分钟车程;BRT从门前穿梭,地铁站步行可达,华南快速、广深高速的出入口2分钟可到,交通特别便利。因此,南医三院新门诊楼的开诊必将给广大的患者朋友提供一个优良、快捷、方便、周到的诊疗环境和医疗技术服务窗口,成为广大患者放心、称心、暖心的医疗场所。

南医三院风湿免疫科于当日和新门诊楼开张一起同步开诊。南医三院的新门诊楼落成开张以及风湿免疫科的开诊是双喜临门!从2010年10月29日这一天开始,我们将履行对广大患者的承诺:对患者认真负责、技术上精益求精、服务上热情周到、竭尽所能、开拓进取、不断学习,将最新、最好、最快的医疗服务奉献给广大患者朋友;我们还要普及风湿免疫疾病方面的科学知识,让广大市民了解、认识以及积极预防风湿免疫病;我们要向国际国内的同行虚心学习、加强交流、共同进步,使我们的医疗知识和技术不断更新,始终处于国际前沿水平。

南医三院风湿免疫科的全体医护人员将以崭新的面貌、精湛的医疗技术和周到的人性化服务,为广大患者带来健康和幸福!

100. "千万"的感想

自从2010年10月9日开通"孙尔维好大夫网"已经接近5年了,"孙尔维好大夫网"的点击已经超过千万次,已经回答了12000多人次的各种各样的提问,也写了120多篇科普文章,有些文章被10多万人读过。在网上我跟患者交朋友、谈心得、提建议,应该说帮助了不少的患者,使他们求医之路更加顺畅一些,问题和烦恼少一些,不少患者由此看到了治好疾病的希望,也有不少患者治好之后表达了感激之情。回想这些,我感到非常欣慰,也感谢互联网技术的进步和好大夫团队的努力,这要是在互联网出现以前,给千万人看病只能是个遥不可及的梦。

几年来，我跟各种各样、病情不同、心情不一样的患者交流，有不少感想，但是平时患者来网上、门诊或者病房的时候，我们没有那么多时间给大家一一细说我的这些感想，心中总留有不少遗憾，今天我下决心抽点时间与大家谈一谈这些感想，希望对大家有所帮助。我给大家总结成6个"千万"。

(1)"千万"要认清。

也就是对自己的病有一个比较清楚的认识。大家知道，我所从事的学科叫做"风湿免疫科"，所治病叫做"风湿免疫病"。这是一种什么样的病呢？简单说来，就是"风湿"导致的"免疫病"，也就是所说，"风"和"湿"会诱发或者加重我们身体里面免疫系统的异常，这个免疫系统出现异常后，我们人体就会生各种各样的毛病了。免疫系统是干什么的呢？他是人体内防范外来感染的细菌、病毒等细小微生物的一个系统，正常的情况下他专门打击侵害我们身体的这些小的微生物，但是如果这个免疫系统出现异常，犯了错误，就会将我们的身体细胞和组织当成细菌或者病毒等加以攻击，因此我们就会生各种各样的毛病了。这类疾病非常多，表现也很复杂。您想想，免疫系统对身体的各个细胞和组织都是可以攻击的，攻击到哪里，哪里的器官就会出毛病，就会不舒服，因而出现各种各样的症状。可以说所有的症状，包括关节痛、头痛、拉肚子、尿液异常、肌肉无力、脱发、口腔溃疡、指端变白变紫溃疡、发热、胸闷、咳嗽等等都可以出现，我这里只是罗列一小部分，其实还有很多很多的症状都是由于免疫系统的异常引起的，这些病往往因为表现复杂，而常常被不少医生和患者认为是疑难病，长期得不到应有的治疗，病情迁延反复。那我们怎么办呢？我个人感觉，无论您哪里不舒服，如果在一般的医院或者其他科室的医生那里治疗2个月还没有眉目，可以考虑到风湿免疫科看看了。

(2)"千万"要找对医生。

刚才讲到，风湿免疫性疾病的表现是五花八门的，而且每个病人最早起病的器官是不同的，其后的演变也是不一样的，因此就造成了这样一种现象：虽然是一种病，但是不同的患者往往表现差异很大，不同的医生看了，结论也不一样，有时真是无所适从。由于起病的器官不一样，很多患者最早并不会到风湿免疫科来看，而是到其他的科室如骨科、皮肤科、血液科、肾科、内分泌科等就诊。而其中最多的是骨科，这是因为风湿免疫病最常见的一个症状就是关节痛，几十年来，关节痛一直就是在骨科就诊的，骨科这个学科的发展已经有近百年的历史了。但是因为没有骨内科，所以关节痛、骨头痛的患者就都到骨科就诊了。现在知道了，很多关节痛、骨头痛都是免疫系统的异常引起的，是风湿免疫性疾病，应该到风湿免疫科看。但是因为风湿免疫科是一个新兴的学科，我国大规模发展只有十几年的时间，很多医院还没有风湿免疫科，因此广大患者甚至是基层医生对风湿免疫病不是很了解，所以很多应该到风湿免疫科看病的患者都涌到了骨科。但是骨科是一个以外科手术为主的学科，而风湿免疫病绝大多数都是不需要手术的，因此这些患者到骨科就诊的话，就走错门了，轻则耽误了时间，重则耽误了病情。因此，希望大家对风湿免疫性疾病要有一个正确的认识，及早到风湿免疫科就诊，进行正确的诊治，病情就好得快了。

(3)"千万"要有信心。

有不少风湿免疫病的患者，病程比较长，或者比较重，或者就诊了不少医院，听说是"不治之症"，或者是"不死的癌症"，就觉得治不好了，自暴自弃了，只是用一些止痛或者对症的药物治疗，耽误了病情，非常可惜。我们现在对强直性脊柱炎、类风湿关节炎、红斑狼疮、皮肌炎、硬皮病、白塞病以及其他结缔组织病都是有很好的治疗方法的，很多患者都在我们这里治好了，恢复了健康，所以大家要有信心。有些患者可能不信能治好，"那么多医生都说治不好，您咋说能治好，我不相信！""我治了那么久，不但没治好，病情还越来越重，怎么可能治好呢"。其实这些认识是错误的，因为前面讲过，风湿免疫病是免疫系统的异常导致的，不管病情的表现有多复杂，只要控制好了免疫系统，就可以从根本上解决问题了。我们治好了很多这样的患者，因此大家要有信心。

怎样才算治好了呢？我给大家总结4点：①没有症状，也就是症状消除了，没有关节痛、肌肉痛、蛋白尿、发烧等症状了；②各项检查也正常；③所用药物没有毒性；④可以恢复正常的工作和生活，年轻的女性可以正常结婚、生孩子。但是，请大家注意最重要的一点就是一定要正规、长期的治疗。我跟患者说得最多的是"您只要按照我的要求吃药，我就可以治好您的病，达到以上的标准"。我想在我们这里治疗的很多很多患者都是有这样的体会的。

（4）"千万"要有耐心。

刚才说过，风湿免疫病是能够治好的，但是为什么那么多患者甚至一些医生说是治不好的呢？这要从免疫系统说起。风湿免疫病是免疫系统的异常导致的，因此只要控制好免疫系统，就可以从根本上治好风湿免疫病了。但是免疫系统也不是那么容易控制的，因为医生用药的时候要拿捏好用药的种类和剂量，过轻了难以控制病情，过重了则损害免疫系统。大家知道，免疫系统主要是打击那些侵入我们身体里面搞破坏的细菌、病毒之类的微生物，如果免疫系统损害了，就管不住这些致病的微生物了，就会出现"感染"，轻的导致器官功能损害，重的则有生命危险。而我们用的药物也是有一些副作用的，每个人对不同的药物反应也不一样，因此医生需要摸索每个患者适合的药物和剂量。要做到既能治好病，又没有副作用，需要医生花时间研究每一个患者的情况，作出适当的处置。另外还有一个重要的问题，就是免疫系统是有记忆的，即使现在将症状控制了，但是免疫系统的记忆还在，而这个记忆是不容易消除的。所以，医生的治疗需要比较长的时间，一般需要几个月甚至几年的时间，才能从根本上解决问题。有些患者没有耐心，药物用用停停，疾病就不容易治好了。因此，大家想尽快治好病的急切心情可以理解，很多人都想很快治好病。最好像治阑尾炎一样，外科医生一刀下去，阑尾割掉了，再也不会有阑尾炎了。但是我们风湿免疫科医生不能像外科医生割阑尾一样治疗风湿免疫病。因为免疫系统对我们人体是非常重要的，如果没有免疫系统，人就会因为感染而死亡，所以并不是风湿免疫科医生不能割除免疫系统，而是我们不能那样做。

（5）"千万"要专心。

由于风湿免疫性疾病的表现很复杂，很多患者都在求医的路上花了不少时间和精力。由于病情的疑难，大家都希望多一些医生看看，以免误诊或者寻求更好的治疗方案。这在某种意义上虽然没错,但是如果不能正确认识的话,可能会适得其反。因此我建议大家要找一位您信任的医生长期治疗,轻易不要变更治疗医生。那样的话,才能更好地治疗好您的疾病。这样的教训实在是太多了。有些患者病情好了,就不来看了,或者又找其他的医生看,治疗方案不断变更,治疗效果时好时坏。有些甚至病情恶化而不可逆转,实在令人痛心。在这里我不得不说一位患者的例子,她在我们这里治疗了3年,效果相当好,各项指标都正常,人也非常精神。但是回到老家,请另外的医生看,治疗方案更换半年后,病情急剧恶化,肾功能衰竭,相当令人痛心。现在每每想起来,我心里都很难受。在这里我还要说一句,请大家正确看待中医中药治疗。我们知道,中医中药是我们国家的瑰宝,能治疗不少病。但是,俗话说"是药三分毒",中药并非没有副作用,只是对中药的副作用没有进行过研究,不知道罢了。因此,并非中药治疗一定比西医好,一定没有副作用。相反,西医在近几十年的进步是非常惊人的,很多效果好的、副作用小的西药进入临床应用。用西药也是可以做到疗效好和副作用小的。

(6)"千万"要细心。

大家都知道有一个著名的论断"细节决定成败",说的就是细心的重要性,在看病的时候尤其如此。我们对医生的要求是非常严格的,诊断疾病的时候要非常小心,不放过一个细节;治疗的时候同样要小心:一个药吃多少,什么时候吃,哪些药物能一起吃,哪些不能一起吃,都要交代清楚。但是,我们遇到不少患者不细心,经常就诊的时候忘了带病历,其他医院的化验、片子没有带来。有时候是带来了,但是没有保管好,医生看不清。有些患者治疗了几个月甚至更长时间,也弄不清楚自己吃的哪些药物。有些患者网上求医,但是问题过于简单,没有提供当地医院化验和检查的结果。也有的患者将化验单和检查单倒过来放。这些简单的事情,如果自己能注意一些,就能做得很好,不但能节省医生的时间,更重要的是能让医生在较短的时间内准确判断您的疾病,做出更好的判断和治疗方案。

总之,在千万患者访问"孙尔维好大夫网"之际,我再送大家6个"千万"。只要大家认清病情、选对医生、坚定信心、坚持耐心、保持专心、坚决细心，在医生的帮助之下，就一定能战胜疾病，享受人生的快乐和幸福。

目前我们正在建一个风湿免疫病专科网站"尔维风湿网"，很快就会与大家见面，也请大家有什么想法和期望，给我们提出来，我们将竭尽全力为大家服务。